用人单位职业健康监护工作手册

主　　编　刘喜房

副 主 编　许月霞　　陈冬梅

　　　　　赵晓明　　赵博兰

U0229683

中国劳动社会保障出版社

图书在版编目（CIP）数据

用人单位职业健康监护工作手册/刘喜房主编. —北京：中国劳动社会保障出版社，2016

ISBN 978-7-5167-2694-5

Ⅰ.①用… Ⅱ.①刘… Ⅲ.①职业病-防治-手册 Ⅳ.①R135-62

中国版本图书馆 CIP 数据核字(2016)第 171255 号

中国劳动社会保障出版社出版发行

（北京市惠新东街 1 号　邮政编码：100029）

*

北京市艺辉印刷有限公司印刷装订　新华书店经销

850 毫米×1168 毫米　32 开本　8.75 印张　205 千字

2016 年 9 月第 1 版　　2016 年 9 月第 1 次印刷

定价：20.00 元

读者服务部电话：（010）64929211/64921644/84626437

营销部电话：（010）64961894

出版社网址：http://www.class.com.cn

前　言

本书为用人单位贯彻《职业病防治法》及《用人单位职业健康监护管理办法》《职业健康监护技术规范》等配套法规，满足用人单位职业健康监护工作需要而编写。

职业健康监护工作是职业病防治工作的一个关键环节，通过职业健康监护能够发现职业禁忌证、疑似职业病、职业病，为用人单位及时治疗和安置相应人员提供医学支持，为用人单位进行作业场所整改、职业病危害控制效果评价和职业病危害现状评价提供科学依据。

我国职业健康监护工作发展较快，体检人数在逐年上升，但工作中仍然存在一些急需解决的问题，这些问题的存在相当一部分与用人单位领导和主管人员对健康监护法律法规的认识不足和专业知识匮乏有关。

在职业健康监护工作实践中，我们发现许多用人单位希望系统了解职业健康监护工作的法律知识和专业知识，为此我们编写了这本实用易懂、操作性强的手册，供用人单位参考。参与编写的人员既有从事职业健康检查的专业人士，又有熟悉工作场所职业病危害监测评价的人员，不仅有职业病防治专业院所专家，还有体检经验丰富的综合医院医生。本书犹如一位熟悉企业职业卫生管理和医院体检管理的专家陪伴着读者，随时指导读者开展职业健康监护管理工作，是用人单位安全卫生管理人员和主管领导开展职业健康监护工作不可或缺的资料，是安全生产监管部门和卫生行政部门组织职业健康监护知识培训的可选教材。

本书共10章71节，分为职业健康监护管理知识和职业健康检查工作实践两部分。职业健康监护管理知识部分包括职业健康监护工作的法律依据、职业健康检查工作的组织、职业健康检查结果的处置、职业健康监护档案、职业健康检查工作中需要注意的问题、用人单位相关职能部门在职业健康监护工作中的职责。职业健康检查工作实践部分包括粉尘作业人员的职业健康监护、金属及其化合物作业人员的职业健康监护、非金属及其化合物作业人员的职业健康监护、接触有机化合物的职业健康监护、物理因素的职业健康监护、特殊工种的职业健康监护、接触有害生物作业人员的职业健康监护、接触其他危害物质的职业健康监护。

本书编写过程中得到了保定市职业病防治所、石家庄市职业病防治院、保定市第一中心医院、河北省疾病预防控制中心等单位专家的大力支持，在此一并表示衷心的感谢。

编写过程中，编者力求做到实用方便、准确可靠，但由于编写时间较短，编者水平有限，书中难免会有疏漏和不足，恳请广大读者提出批评意见。

编　者

2016 年 9 月

目　录

第一篇
职业健康监护管理知识

第一章　职业健康监护工作的法律依据

第一节　职业健康监护工作的法律体系文件

《中华人民共和国职业病防治法》《中华人民共和国尘肺病防治条例》《使用有毒物品作业场所劳动保护条例》《用人单位职业健康监护管理办法》《职业健康检查管理办法》《职业病目录》《职业病诊断与鉴定管理办法》《职业健康监护技术规范》（GBZ 188—2014）、《工伤保险条例》《工伤职工劳动能力鉴定管理办法》和相关职业病诊断标准一起构成了职业健康监护工作的法律体系。这些法律、法规是开展职业健康监护工作的法律依据。

《中华人民共和国职业病防治法》纲领性规定了用人单位、职业健康体检机构、职业病诊断机构在职业健康检查、职业病诊断工作中的职责、义务和法律责任。

《用人单位职业健康监护管理办法》规定了用人单位在职业健康监护工作中的责任和义务。是职业病防治法中相关责任和义务的细化，为用人单位进行职业健康监护工作提出了具体要求。

《职业健康检查管理办法》规定了职业健康检查机构的设立条件及其在职业健康检查工作中的责任和义务。是医疗机构开展职业健康检查工作应该遵守的法规性文件。

《职业健康监护技术规范》（GBZ 188—2014）是职业健康检查机构进行职业健康检查工作的技术性标准，为职业健康检查工作的具体实践提出了具体要求。

《职业病诊断与鉴定管理办法》规定了职业病诊断机构设立条件及职业病诊断与鉴定的程序、职业病报告以及职业病诊断、鉴定过程中违法行为的处罚等内容。

职业病诊断标准制定了职业病诊断的基本原则和具体职业病的构成要素，是职业病诊断要严格遵守的技术性标准。

《工伤保险条例》和《工伤职工劳动能力鉴定管理办法》是职业病病人享受工伤待遇的法律依据。对确诊的职业病病人，用人单位须按照相关要求申请劳动能力鉴定，办理职业病待遇手续。

第二节　《职业病防治法》中职业健康监护工作的相关条款

《中华人民共和国职业病防治法》是我国预防、控制和消除职业病危害，保护劳动者健康及其相关权益的一部专门法律，该法第三十五条、第三十六条、第三十七条、第三十八条对职业病危害接触人员的职业健康检查、职业禁忌证人员和职业健康损害人员的安置、健康监护档案管理有明确规定。第四十四条、第四十七条、第四十八条、第四十九条、第五十条、第五十二条、第五十五条、第五十六条、第五十七条、第五十八条、第五十九条、第六十条对职业病诊断机构的选择、职业病诊断资料的收集、职业病的诊断与鉴定、职业病病人的安置与待遇进行了具体规定。第七十四条、第七十九条、第八十条、第八十一条对职业健康监护工作的违法行为进行了责任规定。

《中华人民共和国职业病防治法》相关条款内容如下：

第三十五条　对从事接触职业病危害的作业的劳动者，用人单位应当按照国务院安全生产监督管理部门、卫生行政部门的规定组织上岗前、在岗期间和离岗时的职业健康检查，并将检查结果书面告知劳动者。职业健康检查费用由用人单位承担。

用人单位不得安排未经上岗前职业健康检查的劳动者从事接触职业病危害的作业；不得安排有职业禁忌的劳动者从事其所禁忌的作业；对在职业健康检查中发现有与所从事的职业相关的健康损害的劳动者，应当调离原工作岗位，并妥善安置；对未进行离岗前职业健康检查的劳动者不得解除或者终止与其订立的劳动合同。

职业健康检查应当由省级以上人民政府卫生行政部门批准的医疗卫生机构承担。

第三十六条　用人单位应当为劳动者建立职业健康监护档案，并按照规定的期限妥善保存。

职业健康监护档案应当包括劳动者的职业史、职业病危害接触史、职业健康检查结果和职业病诊疗等有关个人健康资料。

劳动者离开用人单位时，有权索取本人职业健康监护档案复印件，用人单位应当如实、无偿提供，并在所提供的复印件上签章。

第三十七条　发生或者可能发生急性职业病危害事故时，用人单位应当立即采取应急救援和控制措施，并及时报告所在地安全生产监督管理部门和有关部门。安全生产监督管理部门接到报告后，应当及时会同有关部门组织调查处理；必要时，可以采取临时控制措施。卫生行政部门应当组织做好医疗救治工作。

对遭受或者可能遭受急性职业病危害的劳动者，用人单位应当及时组织救治、进行健康检查和医学观察，所需费用由用人单位承担。

第三十八条　用人单位不得安排未成年工从事接触职业病危害

的作业；不得安排孕期、哺乳期的女职工从事对本人和胎儿、婴儿有危害的作业。

第四十四条 劳动者可以在用人单位所在地、本人户籍所在地或者经常居住地依法承担职业病诊断的医疗卫生机构进行职业病诊断。

第四十七条 用人单位应当如实提供职业病诊断、鉴定所需的劳动者职业史和职业病危害接触史、工作场所职业病危害因素检测结果等资料；安全生产监督管理部门应当监督检查和督促用人单位提供上述资料；劳动者和有关机构也应当提供与职业病诊断、鉴定有关的资料。

职业病诊断、鉴定机构需要了解工作场所职业病危害因素情况时，可以对工作场所进行现场调查，也可以向安全生产监督管理部门提出，安全生产监督管理部门应当在十日内组织现场调查。用人单位不得拒绝、阻挠。

第四十八条 职业病诊断、鉴定过程中，用人单位不提供工作场所职业病危害因素检测结果等资料的，诊断、鉴定机构应当结合劳动者的临床表现、辅助检查结果和劳动者的职业史、职业病危害接触史，并参考劳动者的自述、安全生产监督管理部门提供的日常监督检查信息等，作出职业病诊断、鉴定结论。

劳动者对用人单位提供的工作场所职业病危害因素检测结果等资料有异议，或者因劳动者的用人单位解散、破产，无用人单位提供上述资料的，诊断、鉴定机构应当提请安全生产监督管理部门进行调查，安全生产监督管理部门应当自接到申请之日起三十日内对存在异议的资料或者工作场所职业病危害因素情况作出判定；有关部门应当配合。

第四十九条 职业病诊断、鉴定过程中，在确认劳动者职业史、职业病危害接触史时，当事人对劳动关系、工种、工作岗位或者在岗时间有争议的，可以向当地的劳动人事争议仲裁委员会申请仲裁；接到申请的劳动人事争议仲裁委员会应当受理，并在三十日内作出裁决。

当事人在仲裁过程中对自己提出的主张，有责任提供证据。劳动者无法提供由用人单位掌握管理的与仲裁主张有关的证据的，仲裁庭应当要求用人单位在指定期限内提供；用人单位在指定期限内不提供的，应当承担不利后果。

劳动者对仲裁裁决不服的，可以依法向人民法院提起诉讼。

用人单位对仲裁裁决不服的，可以在职业病诊断、鉴定程序结束之日起十五日内依法向人民法院提起诉讼；诉讼期间，劳动者的治疗费用按照职业病待遇规定的途径支付。

第五十条　用人单位和医疗卫生机构发现职业病病人或者疑似职业病病人时，应当及时向所在地卫生行政部门和安全生产监督管理部门报告。确诊为职业病的，用人单位还应当向所在地劳动保障行政部门报告。接到报告的部门应当依法作出处理。

第五十二条　当事人对职业病诊断有异议的，可以向作出诊断的医疗卫生机构所在地地方人民政府卫生行政部门申请鉴定。

职业病诊断争议由设区的市级以上地方人民政府卫生行政部门根据当事人的申请，组织职业病诊断鉴定委员会进行鉴定。

当事人对设区的市级职业病诊断鉴定委员会的鉴定结论不服的，可以向省、自治区、直辖市人民政府卫生行政部门申请再鉴定。

第五十五条　医疗卫生机构发现疑似职业病病人时，应当告知劳动者本人并及时通知用人单位。

用人单位应当及时安排对疑似职业病病人进行诊断；在疑似职业病病人诊断或者医学观察期间，不得解除或者终止与其订立的劳动合同。

疑似职业病病人在诊断、医学观察期间的费用，由用人单位承担。

第五十六条 用人单位应当保障职业病病人依法享受国家规定的职业病待遇。

用人单位应当按照国家有关规定，安排职业病病人进行治疗、康复和定期检查。

用人单位对不适宜继续从事原工作的职业病病人，应当调离原岗位，并妥善安置。

用人单位对从事接触职业病危害的作业的劳动者，应当给予适当岗位津贴。

第五十七条 职业病病人的诊疗、康复费用，伤残以及丧失劳动能力的职业病病人的社会保障，按照国家有关工伤保险的规定执行。

第五十八条 职业病病人除依法享有工伤保险外，依照有关民事法律，尚有获得赔偿的权利的，有权向用人单位提出赔偿要求。

第五十九条 劳动者被诊断患有职业病，但用人单位没有依法参加工伤保险的，其医疗和生活保障由该用人单位承担。

第六十条 职业病病人变动工作单位，其依法享有的待遇不变。

用人单位在发生分立、合并、解散、破产等情形时，应当对从事接触职业病危害的作业的劳动者进行健康检查，并按照国家有关规定妥善安置职业病病人。

第七十四条 用人单位和医疗卫生机构未按照规定报告职业病、疑似职业病的，由有关主管部门依据职责分工责令限期改正，给予警告，可以并处一万元以下的罚款；弄虚作假的，并处二万元以上五万元以下的罚款；对直接负责的主管人员和其他直接责任人员，可以依法给予降级或者撤职的处分。

第七十九条 未取得职业卫生技术服务资质认可擅自从事职业卫生技术服务的，或者医疗卫生机构未经批准擅自从事职业健康检查、职业病诊断的，由安全生产监督管理部门和卫生行政部门依据职责分工责令立即停止违法行为，没收违法所得；违法所得五千元以上的，并处违法所得二倍以上十倍以下的罚款；没有违法所得或者违法所得不足五千元的，并处五千元以上五万元以下的罚款；情节严重的，对直接负责的主管人员和其他直接责任人员，依法给予降级、撤职或者开除的处分。

第八十条 从事职业卫生技术服务的机构和承担职业健康检查、职业病诊断的医疗卫生机构违反本法规定，有下列行为之一的，由安全生产监督管理部门和卫生行政部门依据职责分工责令立即停止违法行为，给予警告，没收违法所得；违法所得五千元以上的，并处违法所得二倍以上五倍以下的罚款；没有违法所得或者违法所得不足五千元的，并处五千元以上二万元以下的罚款；情节严重的，由原认可或者批准机关取消其相应的资格；对直接负责的主管人员和其他直接责任人员，依法给予降级、撤职或者开除的处分；构成犯罪的，依法追究刑事责任：

（一）超出资质认可或者批准范围从事职业卫生技术服务或者职业健康检查、职业病诊断的；

（二）不按照本法规定履行法定职责的；

（三）出具虚假证明文件的。

第八十一条 职业病诊断鉴定委员会组成人员收受职业病诊断争议当事人的财物或者其他好处的，给予警告，没收收受的财物，可以并处三千元以上五万元以下的罚款，取消其担任职业病诊断鉴定委员会组成人员的资格，并从省、自治区、直辖市人民政府卫生行政部门设立的专家库中予以除名。

第二章　职业健康监护管理常识

第一节　职业健康检查工作的组织

　　职业健康检查工作是职业健康监护的基础性工作，是职业健康监护工作最重要的环节。职业健康检查工作需要确定体检人员、选择体检机构、商定体检项目、签订体检协议、组织体检的实施。做好以上工作需要了解如下知识。

一、职业健康监护定义

　　职业健康监护是以预防为目的，根据劳动者的职业病危害接触史，通过定期或不定期的医学健康检查和健康相关资料的收集，连续性地监测劳动者的健康状况，分析劳动者健康变化与所接触的职业病危害因素的关系，并及时地将健康检查和资料分析结果报告给用人单位和劳动者本人，以便及时采取干预措施，保护劳动者健康。

二、职业健康监护的目的

　　（一）早期发现职业病、职业健康损害和职业禁忌证。

（二）跟踪观察职业病及职业健康损害的发生、发展规律及分布情况。

（三）评价职业健康损害与作业环境中职业病危害因素的关系及危害程度。

（四）识别新的职业病危害因素和高危人群。

（五）进行目标干预，包括改善作业环境条件、改革生产工艺、采用有效的防护设施和个人防护用品、对职业病患者及疑似职业病和有职业禁忌人员的处理与安置等。

（六）评价预防和干预措施的效果。

（七）为制定或修订卫生政策和职业病防治对策服务。

三、职业健康检查与一般医学健康体检的不同点

（一）职业健康检查项目的确定与职业病危害因素相关联，接触的危害因素一样，职业健康检查的项目就一样，没有年龄、性别之分。一般体检不需要了解职业病危害接触史，对同一体检群体而言，除性别差异外，其他体检项目相同。

（二）职业健康检查结果直接影响工人就业和职业病诊断，是法律性和政策性很强的工作，事关工人健康权益和劳动权利，是劳资纠纷的依据。一般体检只反应个体健康状况，可为受检者改变生活或饮食习惯提供参考，与劳资纠纷无关。

（三）职业健康检查结果是作业场所职业病危害因素危害程度的反映，是用人单位进行职业病危害作业环境改造或个体防护干预的依据，事关劳资双方利益。一般体检不涉及这一问题。

（四）从事一般健康检查的医疗机构要有医疗机构执业许可。从事职业健康检查的医疗机构要有医疗机构执业许可证并获得职业健康体检资质。

（五）进行职业健康检查，上岗前工人不希望检出疾病，尤其

是职业禁忌证;就业后工人"有异常感觉",有的工人希望患职业病而获得待遇,而企业不希望工人患职业病。进行一般健康检查,任何受检者都不希望检出疾病。

四、职业健康监护的目标疾病

职业健康监护的目标疾病分为职业病和职业禁忌证。

(一)此处所称"职业病",是指《职业病分类和目录》(2013年版)中列出的 10 大类 132 种疾病。由于经济发展水平限制,我国还没有能够把所有与职业有关的疾病列入法定职业病目录,只有列入上述目录的 132 种职业病才享受工伤保险待遇或相关法律保护。

(二)职业禁忌证,是指劳动者从事特定职业或者接触特定职业病危害因素时,比一般职业人群更易遭受职业病危害和罹患职业病,或者可能导致原有自身疾病病情加重,或者在作业过程中诱发可能导致对他人生命健康构成威胁的疾病的个人特殊生理或病理状态。可从以下五方面进行理解。

1. 劳动者在患有某些疾病、特殊病理或生理状态下,接触特定职业病危害因素能使原有疾病病情加重;如血液疾病是接触苯作业的职业禁忌证,患有血液系统疾病的人员若从事接触苯的作业,原血液病不仅不易治疗,还可能加重。

2. 特殊生理状态,是指劳动者在接触特定职业病危害因素时更易吸收,或对特定职业病危害因素易感,较易发生该种职业病危害因素所致职业病。如有的人接触噪声一年内就可发生听力的明显下降,同样接触噪声的其他人几乎没有听力损害,这样的人属于噪声损害敏感者。

3. 劳动者在某些疾病、特殊病理或生理状态下,接触特定职业病危害因素后能诱发潜在疾病;过敏性体质的劳动者接触某种致敏物质后，可导致过敏，比如，患有哮喘的人如果接触甲苯二异氰酸酯，哮喘病容易复发。

4. 在某些疾病、特殊病理或生理状态下，劳动者接触特定职业病危害因素会影响子代健康，如孕妇接触苯、铅等，对胎儿健康有潜在威胁。

5. 某些疾病、特殊病理或生理状态下进入特殊作业岗位，会对劳动者生命健康构成危险。如色盲、视野窄是车辆驾驶职业禁忌证；色盲、视野窄的人从事车辆驾驶职业比正常人容易伤害他人，也容易伤害到自己和设备。

五、职业健康检查的种类与检查时间的确定

职业健康检查分为上岗前检查、在岗期间定期检查、离岗（包括离岗时和离岗后随访）健康检查和应急健康检查四类。

（一）上岗前检查

其目的在于发现职业禁忌证，以便分清责任。上岗前检查的项目需根据劳动者拟从事的工种和工作岗位，分析该工种和岗位存在的职业病危害因素及其对人体健康的影响确定。根据检查结果，评价劳动者是否具备从事接触该职业病危害因素作业的身体条件。通过上岗前的职业健康检查，可以有效控制职业禁忌证人员从事其不宜从事的作业，减少或消除职业病危害易感劳动者的健康损害，从而保护劳动者健康，减少用人单位的经济负担。下列人员应进行上岗前职业健康检查：

1. 拟从事接触职业病危害因素作业的新录用人员，包括转岗到该作业岗位的人员。

2. 拟从事有特殊健康要求作业的人员，如高处作业、电工作业、职业机动车驾驶作业、压力容器作业等。

（二）在岗期间定期健康检查

长期从事规定的需要开展职业健康监护的职业病危害因素作业的劳动者，应进行在岗期间的定期健康检查。定期健康检查的目的，主要是早期发现职业病病人、疑似职业病病人或劳动者的其他健康异常改变；及时治疗，减轻职业病危害后果，减少用人单位经济损失和社会负担；及时发现有职业禁忌的劳动者，通过动态观察劳动者群体健康变化，评价工作场所职业病危害因素的控制效果。定期健康检查的周期是根据不同职业病危害因素的性质、工作场所有害因素的浓度或强度、目标疾病的潜伏期和防护措施等因素决定的具体体检周期可根据《职业健康监护技术规范》（GBZ 188—2014）规定的时间确定。

（三）离岗时的健康检查

劳动者在准备调离或脱离所从事的职业病危害作业或岗位前，应进行离岗时健康检查，其目的是了解劳动者离开工作岗位时的健康状况，以分清健康损害的责任。离岗时的健康检查的结论是职业健康损害的医学证据，有助于明确健康损害责任，保障劳动者健康权益，减少社会负担。如果最后一次在岗期间的健康检查在离岗前的 90 日内进行，可视为离岗时检查。

（四）离岗后健康检查

离岗后健康检查目的是发现职业病。发生下列两种情况时，劳动者可进行离岗后的健康检查：一是劳动者接触的职业病危害因素具有慢性健康影响，且监护的目标疾病发病有较长的潜伏期，在脱离接触后仍有可能发生职业病；二是慢性职业病患者在离岗后疾病有可能继续发展或好转、痊愈者。

离岗后健康检查时间的长短，根据有害因素致病的流行病学及临床特点、劳动者从事该作业的时间长短、工作场所有害因素的浓度等因素综合考虑确定；体检周期可参照《职业健康监护技术规范》（GBZ 188—2014）的推荐时间确定。离岗后健康检查均为推荐性。

（五）应急健康检查

当发生急性职业病危害事故时，根据事故处理的要求，对遭受或者可能遭受急性职业病危害的劳动者，应及时组织健康检查。依据检查结果和现场劳动卫生学调查确定职业病危害因素，为急救和治疗提供依据，控制职业病危害的继续蔓延和发展。应急健康检查应在事故发生后立即进行。

从事可能产生职业性传染病作业的劳动者，在疫情流行期或近期密切接触传染源者，应及时开展应急健康检查，随时监测疫情动态。

六、职业病危害因素的识别方法与职业病危害因素的确定

职业病危害因素识别的方法很多，常用的有类比法，经验法，系统工程分析法和检测、检验法等。

（一）类比法

如果某企业没有进行过系统的职业病危害因素识别和检测，需要进行职业健康检查，可利用与本企业工艺相同的企业的职业病危害因素资料进行类推。采用此法时，首先应确定拟建项目与类比项目之间的相似性。例如：

1. 工程一般特征的相似性，包括工艺路线、生产方法、原辅材料、产品结构、生产规模等。

2. 职业卫生防护设施的相似性，包括有害因素产生途径、浓度（强度）与防护措施等。

3. 环境特征的相似性，主要包括气象条件、地理条件等。

（二）经验法

经验法是工程技术人员依据其掌握的相关专业知识和实际工作经验，借助自身经验和判断能力对作业场所中可能存在的职业病危害因素进行识别、分析。该方法主要适用于一些传统行业中采用传统工艺的工作场所的识别。经验法的优点是简便易行；缺点是识别准确性受评价人员知识面、经验和资料的限制，易出现遗漏和偏差，可通过多名人员相互交流、集思广益，使职业病危害因素识别结果更加全面、可靠。

（三）系统工程分析法

系统工程分析法是采用工程分析的思路和方法，全面、系统地分析作业场所的职业病危害因素。系统工程分析法通过对建筑物、生产原辅材料、中间品、产品、主要生产工艺、生产设备及其布局和采取的职业病危害防护措施的分析，分析出职业病危害因素存在的岗位和接触人群。

（四）检测、检验法

检测、检验法是在工程分析法、类比法、经验法基础上，采用监测检验仪器对工作场所可能存在的职业病危害因素进行采样分析的方法。检测、检验法是职业病危害识别的重要技术方法之一，能够真实、准确地反映作业场所职业病危害因素的种类、浓度或强度，为职业健康检查项目及体检周期的确定提供技术依据。

七、职业健康检查人群的确定

（一）接触《职业健康监护技术规范》（GBZ 188—2014）列入的职业病危害因素，为需要进行强制性健康监护的职业病危害因素，凡是接触者都应接受职业健康监护。

（二）在岗期间定期健康检查和离岗后的职业健康检查，在《职业健康监护技术规范》（GBZ 188—2014）中为推荐性的职业病危害因素，原则上可根据用人单位的安排接受健康监护。

（三）虽不是直接从事接触需要开展职业健康监护的职业病危害因素的作业，但在工作环境中受到与直接接触人员同样的或几乎同样的接触，应视同职业性接触，需和直接接触人员一样接受健康监护。

（四）根据不同职业病危害因素暴露和发病的特点及剂量—效应关系，主要根据工作场所有害因素的浓度、强度以及个体累计暴露的时间长度和工种，确定需要开展职业健康监护的人群；可参考《工作场所职业病危害作业分级》（GBZ/T 229）等标准。

（五）离岗后职业健康检查的时间，主要根据有害因素致病的流行病学及临床特点、劳动者从事该作业的时间长短、工作场所有害因素的浓度等因素综合考虑确定。

八、如何开展针对《职业健康监护技术规范》（GBZ 188—2014）未包括的其他职业病危害因素的健康监护

开展针对《职业健康监护技术规范》（GBZ 188—2014）未包括的其他职业病危害因素健康监护工作，需通过专家评估后确定，评估内容包括：

（一）该物质在国内正在使用或准备使用，且有一定量的暴露人群。

（二）有文献资料，主要是毒理学研究资料，确定其是否符合国家规定的有害化学物质的分类标准及其对健康损害的特点和类型。

（三）查阅流行病学资料及临床资料，有证据表明其存在损害劳动者健康的可能性或有理由怀疑在预期的使用情况下会损害劳动者健康。

（四）对这种物质可能引起的健康损害，是否有开展健康监护的正确、有效、可信的方法，需要确定其敏感性、特异性和阳性预

计值。

（五）职业健康监护能够对个体或群体的健康产生有利的结果。对个体而言，可早期发现健康损害并采取有效的预防或治疗措施；对群体而言，可以预测危害程度和发展趋势，采取有效的干预措施。

（六）职业健康检查的方法是劳动者可以接受的，检查结果有明确的解释。

（七）符合医学伦理道德规范。

九、职业健康体检检查项目的确定

（一）应根据职业健康监护的种类和不同的职业病危害因素及其目标疾病，确定具体的医学检查方法和检查指标。

（二）《职业健康监护技术规范》（GBZ 188—2014）对各种职业病危害因素规定的是最低检查标准。

（三）职业卫生体检医师可以根据不同情况提出建议增加的检查指标，但应有充分的理由。

十、用人单位职业健康检查工作的组织和实施

（一）制订工作计划：根据《职业病防治法》《用人单位职业健康监护管理办法》《职业健康检查管理办法》制订职业健康监护工作计划。

（二）识别危害因素：根据员工能够或可接触到的包括原辅材料、中间体、产品、副产品、废弃物等，对照卫生部《职业病危害因素分类目录》，识别确定具体岗位所涉及的职业病危害因素种类。

（三）监测作业场所职业病危害因素的种类、浓度或强度。

（四）确定接触职业病危害因素的具体人员。

（五）选择职业性健康检查机构：选择有资质的体检机构且其

体检范围包括我们需要体检的项目。

（六）签订委托协议：用人单位向体检机构提供接触职业病危害因素的具体人员和其接触的职业病危害因素资料后，检查机构协商签订《职业健康检查委托书》和《职业健康检查体检协议书》。

（七）确定检查项目：用人单位向检查机构咨询，根据技术规范的要求确定检查项目。

（八）商定检查时间：用人单位与检查机构协商确定检查的起止日期，出具体检结果日期。

（九）体检前期准备：用人单位通知员工体检时间和注意事项。用人单位在商定的体检日期前，向检查机构提供人员名单，包括姓名、性别、身份证号、工种、岗位职业危害因素等信息，以及体检机构统计报告需要的其他信息。

（十）职业健康检查的实施：用人单位有关人员带队到体检地点，配合体检机构进行受检人员身份核实、体检秩序的维护、统计体检人数、未体检人数和相关事项的处置，保障体检过程高效、有序。

（十一）体检结果领取：用人单位领取体检结果报告或体检机构送达体检结果。按委托协议规定时间向检查机构支付体检费用。

（十二）体检结果的审查：按照体检协议，审查体检类型、体检人数、体检项目等内容，发现异议后，按照体检机构规定的时间及时提出咨询。

（十三）体检结果发放：用人单位将职业健康检查结果告知员工本人，并将签收记录件复印加盖公章后返回检查机构；体检机构有责任将体检结果同时送达目标疾病异常人员本人。

（十四）落实处理意见：用人单位根据体检处理意见组织员工进行复检、调离、医学观察、提请职业病诊断等。

（十五）监护资料归档：用人单位将职业健康检查报告、复检报告、医学观察结果、调离情况等和员工签收记录一起归入员工职业健康检查档案。

十一、体检过程中需要了解的劳动者个人基本信息资料内容

（一）个人资料：包括姓名、性别、出生年月、出生地、身份证号码、婚姻状况、教育程度、家庭（通信）住址、现工作单位、联系电话等信息。

（二）职业史：包括工作起止时间、工作单位、车间（部门）、班组、工种、接触职业病危害因素（危害因素的名称，接触两种以上应具体逐一填写）、接触时间、防护措施等。

（三）个人生活史：包括吸烟史、饮酒史、女工月经与生育史。

（四）既往史：包括既往预防接种及传染病史、药物及其他过敏史、过去的健康状况及患病史、是否做过手术及输血史、患职业病及外伤史等。

（五）家族史：主要包括父母、兄弟、姐妹及子女的健康状况，是否患结核、肝炎等传染病；是否患遗传性疾病，如血友病等。

十二、职业健康检查总结报告的审阅

总结报告领取后，及时对体检结果进行审阅，发现质量缺陷后，应按照体检机构规定的时间及时提出咨询。可重点从以下五点审查：

（一）体检类型、体检人数与体检协议的一致性。

（二）体检类型与体检项目的对应性。

（三）体检项目与职业病危害因素的针对性。

（四）体检结论是否符合《职业健康监护技术规范》（GBZ 188—2014）要求。

（五）处理意见是否明确。

十三、体检结论及其含义

职业健康检查对劳动者个体的体检结论分为以下五种：

（一）目前未见异常——本次职业健康检查各项检查指标均在正常范围内。

（二）复查——检查时发现与目标疾病相关的单项或多项指标异常、需要复查确定者，应明确复查的内容和时间。

（三）疑似职业病——检查发现疑似职业病或可能患有职业病，需要提交职业病诊断机构进一步明确诊断者。

（四）职业禁忌证——检查发现有职业禁忌的患者，需写明具体疾病名称。

（五）其他疾病或异常——除目标疾病之外的其他疾病或某些检查指标的异常，需要写明具体异常指标或疾病名称。

十四、为什么要签订体检协议

职业健康体检协议是体检委托方和受托方共同遵守的合同文本，具有法律约束力，对合同的履行有积极的作用，能够最大限度地保障双方的合法权利。为此职业健康体检协议的内容需要详细具体，必须明确规定服务内容、服务质量要求、履行时间、各方权利义务、违约责任、纠纷解决等。一个内容全面详细的合同会避免或减少争议。

十五、职业健康体检协议参考内容

职业健康检查委托协议（参考）

甲方（盖章）：用人单位

乙方（盖章）：体检机构

根据《中华人民共和国合同法》之规定，甲乙双方经协商达成如下协议，由签约各方共同恪守。

第一条　合同性质：技术服务合同

第二条　服务项目名称：职业健康检查

第三条　技术服务合同的内容、方式和要求。

（一）内容

1. 乙方按照甲方提供的职业病危害因素及其接触人员名单，进行在岗期间职业健康检查。

2. 乙方按照甲方提供的职业病危害因素及其拟接触人员名单，进行上岗前、在岗期间职业健康检查。

3. 乙方按照甲方提供的职业病危害因素及其接触人员名单，进行离岗时的职业健康检查。

（二）服务方式：乙方独立完成，甲方在人员组织和体检秩序上予以协助。

（三）服务要求：乙方在个体体检结束后，出具个人体检结论报告和单位职业健康检查总结报告，保证报告的真实性。

第四条　合同履行期限、地点

（一）合同履行期限：本合同分以下_____个阶段履行。

1. 甲方职业病危害因素及其接触人员名单提供阶段：_____年_____月_____日。

2. 乙方体检阶段：从_____年____月____日到____年____月____日止。

3. 乙方报告出具阶段：从_____年____月____日到____年____月____日止。

（二）合同履行地点：本合同约定在_____方办公地履行。

第五条　工作条件和协作事项

甲方为乙方提供如下条件：

在甲方办公地体检时，甲方提供体检场地、桌椅、床、电源、体检辅助用具，派人协助体检的组织和体检工作的秩序维护。

在乙方办公地体检时，乙方自行解决体检所有体检用具。乙方派人协助体检的组织和体检工作的秩序维护。

第六条 服务的验收

甲方对个人体检结论报告和单位职业健康检查总结报告审核无异议。本合同服务项目的保证期为接到体检报告后____天内。在保证期内发现服务质量缺陷的，乙方应当负责返工或者采取补救措施。

第七条 报酬和支付方式

（一）报酬：本项目报酬为（服务费）：_____元。由甲方负担。

（二）结算方式采用以下第_____种方式：

1. 一次总付：_____元，时间：_____年_____月_____日

2. 分期支付：_____元，时间：_____年_____月_____日

（三）支付方式：1. _____ 2. _____ 3. _____

（四）甲方开户行及账号：

乙方开户行及账号：

第八条 乙方权利义务

（一）乙方权利

1. 乙方有要求甲方提供职业健康检查技术资料、工作条件的权利。

2. 乙方交付工作成果后，有接受甲方支付报酬的权利。

3. 甲方逾期不领取体检报告，乙方有处置体检报告和按照协议请求赔偿损失的权利。

4. 甲方逾期不提供职业病危害接触人员及体检名单，乙方有

权延期执行合同。

（二）乙方义务

1. 按照 GBZ 188 确定体检项目，如需增加项目，需与甲方协商同意，保证工作质量。

2. 乙方发现甲方提供的职业病危害因素技术资料有误，应及时通知甲方。

3. 乙方对完成的个体体检结果和总结报告履行保密义务。

4. 乙方有对甲方提出的质量咨询进行解释的义务。

5. 技术服务合同标的在保证期间发现服务质量有缺陷的，乙方应负责返工或采取补救措施。

6. 乙方有把需要复查、职业禁忌、疑似职业病人员告知劳动者的义务，或甲乙双方商定告知方式。

第九条　甲方权利义务

（一）甲方权利

1. 有权要求乙方完成指定的工作项目。

2. 有权提出与本工作有关的咨询。

3. 有权要求乙方对体检报告质量缺陷进行整改或返工。

（二）甲方义务

1. 按照约定接受乙方的工作成果并支付报酬；乙方领取报告时履行签收手续。

2. 按照合同约定为乙方提供职业病危害接触人员、体检名单、工作条件，完成配合事项。

3. 甲方所提供的技术资料或者工作条件不符合合同约定的，应当在双方约定的期限内补充、修改或更换。

4. 甲方有把体检结果告知劳动者本人的义务，双方约定甲方需要把复查、职业禁忌证、疑似职业病人员告知结果反馈给乙方。

第十条　甲方违约责任

（一）违反合同约定，影响工作进度和质量，不接受或者逾期接受乙方的工作成果，支付的报酬不得追回，未支付的报酬应当支付。

（二）未按合同约定提供有关技术资料、工作条件、影响工作进度，应当支付数额为报酬总额_____％的违约金。

第十一条　乙方违约责任

（一）未按照合同约定，按期、保质完成工作成果，每延误一天，减免报酬总额的_____％。

（二）未按照合同约定开展工作，退还甲方提供的技术资料，返还已支付的报酬，应当支付数额为报酬总额_____％的违约金。

（三）对工作成果在保证期出现的问题，承担补救责任或赔偿责任。

（四）不履行保密义务，应承担由此而造成的损失或支付数额为报酬总额_____％的违约金。

第十二条　声明及保证

（一）甲方

1. 甲方有权签署并有能力履行本合同。

2. 甲方为签署本合同所需的内部授权程序均已完成，本合同的签署人是甲方法定代表人或授权代表人。本合同生效后即对合同双方具有法律约束力。

（二）乙方

1. 乙方有权签署并有能力履行本合同。

2. 乙方为签署本合同所需的内部授权程序均已完成，本合同的签署人是乙方法定代表人或授权代表人。本合同生效后即对合同双方具有法律约束力。

第十三条　合同的变更

本合同履行期间发生特殊情况时，任何一方需变更本合同的，要求变更一方应及时书面通知对方，征得对方同意后，双方在规定的时限内（书面通知发出_____天内）签订书面变更协议，该协议将成为合同不可分割的部分。未经双方签署书面文件，任何一方无权变更本合同，否则由此造成对方的经济损失由责任方承担。

第十四条 争议的处理

（一）本合同受中华人民共和国法律管辖并按其进行解释。

（二）本合同在履行过程中发生的争议由双方当事人协商解决，也可由有关部门调解；协商或调解不成的，按下列第_____种方式解决：

1. 提交_____仲裁委员会仲裁。

2. 依法向人民法院起诉。

第十五条 不可抗力

如果本合同任何一方因受不可抗力影响而未能履行其在本合同下的全部或部分义务，该义务的履行在不可抗力妨碍其履行期间应予中止。

第十六条 合同的解释

本合同未尽事宜或条款内容不明确，合同双方当事人可以根据本合同的原则、合同的目的及关联条款的内容，按照通常理解对本合同作出合理解释。该解释具有约束力，除非解释与法律或本合同相抵触。

第十七条 体检人员信息应包括的内容：序号、姓名、性别、出生年月、车间、工种、本次体检接触的职业病危害因素、工龄、接害工龄、体检类别等。

第十八条 合同的效力

本合同自双方或双方法定代表人或其授权代表人签字并加盖单位公章之日起生效。

有效期为_____年，自_____年_____月_____日至

_____年_____月_____日。

本合同正本一式_____份，双方各执_____份，具有同等法律效力。

甲方（盖章）：_____

法定代表人（签字）：_____　电话：_____

委托代理人（签字）：_____　电话：_____

_____年____月____日

乙方（盖章）：_____

法定代表人（签字）：_____　电话：_____

委托代理人（签字）：_____　电话：_____

_____年____月____日

第二节　职业健康检查结果的处置

职业健康检查工作结束后，接到体检机构出具的受检人员的个体体检结论和用人单位职业健康检查总结报告。用人单位需要根据体检结论对受检人员进行合理安置、对职业损害原因进行分析，并进行职业危害作业环境整改。做好这些工作需要了解如下知识。

一、职业健康检查机构职业健康检查结果的常见处置建议

（一）上岗前职业健康检查主要结论及处理建议

序号	体检结论	处理意见
1	目前未见异常	可以从事××作业
2	职业禁忌（注明疾患名称）	目前不宜从事××作业
3	其他疾患（注明疾患名称）	到相应医疗专科进行进一步检查

（二）在岗期间职业健康检查主要结论

序号	体检结论	处理意见
1	目前未见异常	可以继续从事××作业
2	职业禁忌（注明疾患名称）	目前不宜从事××作业
3	其他疾患（注明疾患名称）	到相应医疗专科进行进一步检查
4	复查	注明复查项目和时间
5	可疑××职业病	建议申请职业病诊断

（三）离岗时职业健康检查主要结论

序号	体检结论	处理意见
1	目前未见异常	——————————
2	其他疾患（注明疾患名称）	到相应专科进行进一步检查
3	复查	注明复查项目和时间
4	可疑××职业病	建议申请职业病诊断
5	医学随访	注明随访项目及时间

二、职业健康检查结果告知的错误做法

受检人员的健康状况属个人隐私，本人有知情权，受检人员的健康检查结果应一对一告知。体检机构和用人单位不得以如下方式告知受检者，否则会损害受检人员的隐私权或知情权，给某些受检人造成不良影响，引起纠纷。

（一）张榜公布所有受检人员或体检异常人员名单。

（二）张榜公布体检正常人员名单。

（三）张榜公布需要复查人员名单。

（四）仅告知需要复查人员或仅告知体检异常人员。

（五）通过其他劳动者告知体检异常人员或需要复查人员。

三、用人单位对职业健康检查机构发现的需复查人员不安排复查的后果

职业健康检查中筛查出的需要复查人员，是健康指标中存在异常的人员，包括不确定的职业禁忌证人员、疑似职业病人员、其他疾病或体检异常人员。用人单位有义务安排不确定的职业禁忌证人员、疑似职业病人员进行复查确认。有的用人单位不按照职业健康检查机构要求安排复查，直接不予录用或调离，这种行为违反《职业病防治法》及相关规定，有关部门会给予相应处罚。这种行为也可能会损害这些工人的健康权益或劳动权利，可能延误受到职业病危害因素损害人员的治疗和康复。对于可能的职业禁忌证人员，如果不复查就不予录用，可能损害他们的正常劳动权，丧失一次就业机会，引起劳动争议，也可能使用人单位错过一名优秀的员工。

四、对员工不参加体检或复查的处理

（一）上岗前，员工不参加职业健康检查，不得安排接触职业病危害因素的作业。

（二）在岗期间，员工不参加职业健康检查或复查，用人单位需要这些员工进行书面声明，并按照未进行职业健康检查情形处置，不得安排继续从事接触职业病危害因素作业。

（三）离岗时，如果员工不参加职业健康检查，《职业病防治法》只规定了用人单位应当组织员工进行职业健康检查的义务，未对员工放弃接受体检行为后果进行规定。用人单位可在劳动合同中签订相应约束条款，保障离岗体检工作顺利进行，掌握离岗工人离岗时的健康状况。

五、什么情况下做职业健康监护评价

职业健康监护评价是根据职业健康检查结果和工作场所监测资料及职业健康监护过程中收集到的相关资料，对用人单位劳动者的职业健康状况作出整体评价，分析劳动者健康损害与职业病危害因素的关系以及导致发生职业危害的原因，预测健康损害的发展趋势，提出综合改进建议。相关法律法规没有对进行职业健康监护评价报告编写的时间作出明确规定。如果体检过程中发现疑似职业病或职业病，就要通过职业健康监护评价综合分析原因，提出整改意见。职业健康检查机构可根据受检单位职业健康监护资料的实际情况及用人单位的委托要求，共同协商决定是否出具职业健康监护评价报告。

六、不同职业健康检查结果需要采取的干预措施

由于技术条件和经济条件的限制，在用人单位成立时，生产工艺、生产环境往往存在各种问题，管理水平也较低，有的会导致职业病或职业性多发病的发生。工人的不良生活方式、饮食习惯等也会导致慢性病的多发。针对职业健康检查中发现的这些问题，用人单位必须进行作业环境的整改和管理水平的提升。用人单位要根据职业健康检查结果有针对性地采取整改或干预，为劳动者提供卫生良好的工作环境。常见治理或干预措施如下：

（一）用人单位职业病防治工作的整改或干预措施

职业健康检查主要是针对职业病危害因素进行的健康状况检查，如发现职业健康损害，需要采取职业流行病学调查手段找出职业健康损害的原因并针对性地采取技术措施、管理措施、职业卫生教育措施等。

用人单位安全卫生管理人员需要做如下工作，促进作业环境改

善，促进职工不良工作习惯的改善。

1. 对领导进行法制知识、职业病防治知识宣传，制订作业场所整改计划并获得领导支持，从而消除或控制作业场所中职业病危害因素浓度（强度）。

2. 加强职业病防治知识培训，提高员工职业病防治知识水平，使职工了解自己及其所处的环境，可能接触到的有害因素，以及个人的癖好、行为和生活方式等；了解上述个体及环境因素对健康的可能影响；参与环境和生产方式的改变，控制影响健康的危险因素，自觉地实行自我保健。

3. 加强职业病防护用品配备、使用管理，减少工人接触职业病危害因素机会。

（二）员工健康生活（工作）方式的教育和不良生活（工作）方式的干预

职业健康检查过程中还可能发现一些非职业性健康损害，尤其是慢性疾病损害。针对这些健康损害，需要对职工进行一般生活卫生干预和一般健康教育。常见干预内容有以下几点：

1. 吸烟危害宣传和控制吸烟的干预措施。

2. 饮酒与健康知识宣传，节制饮酒指导以及禁止饮酒的干预措施。

3. 营养与健康知识宣传和合理营养指导。

4. 健康生活方式指导和安全工作方式的强制管理。

5. 体育与健康知识宣传和适量运动指导。

6. 心理健康知识宣传与心理咨询。

七、职业病诊断相关知识

（一）职业病诊断机构由省级卫生行政部门批准并获准开展职业病诊断项目的医疗卫生机构承担。

（二）在用人单位所在地或本人长期居住地或户籍地具有职业病诊断资质的医疗卫生机构进行诊断。

（三）职业病诊断需要提供以下资料（主要由用人单位和劳动者提供，也可由有关机构和职业卫生监管部门提供）：

1. 劳动者职业史和职业病危害接触史（包括在岗时间、工种、岗位、接触的职业病危害因素名称等）。

2. 劳动者职业健康检查结果。

3. 工作场所职业病危害因素检测结果。

4. 职业性放射性疾病诊断、个人剂量监测档案等资料。

5. 与诊断有关的其他资料。

（四）职业病诊断实行集体诊断，三名以上具有诊断资格的医师集体诊断、共同签署。

（五）诊断后，诊断医师签名并盖职业病诊断章，一式三份，患者、所在单位、诊断单位各一份。

八、申请职业病鉴定需要了解的事项

（一）当事人对职业病诊断机构作出的职业病诊断结论有异议的，可以在接到职业病诊断证明书之日起 30 日内，向职业病诊断机构所在地设区的市级卫生行政部门申请鉴定。

（二）设区的市级职业病诊断鉴定委员会负责职业病诊断争议的首次鉴定。

当事人对设区的市级职业病鉴定结论不服的，可以在接到鉴定书之日起 15 日内，向原鉴定组织所在地省级卫生行政部门申请再结论。

（三）职业病鉴定实行两级鉴定制，省级职业病鉴定结论为最终结论。

（四）职业病鉴定需要以下资料。

1. 职业病鉴定申请书。

2. 职业病诊断证明书，申请省级鉴定还应当提交市级职业病鉴定书。

3. 根据需要，职业病鉴定办事机构可以向原职业病诊断机构或者首次职业病鉴定的办事机构调阅有关的诊断、鉴定材料，也可以向有关单位调取与职业病诊断、鉴定有关的材料。

（五）鉴定的有关时间规定

1. 接到首次诊断证明书之日起 30 日内可提出首次鉴定；接到首次鉴定书之日起 15 日内可申请省级鉴定。

2. 鉴定办事机构接到鉴定申请书 5 日内完成资料审核，决定是否受理；受理后 60 日内组织鉴定。

3. 鉴定证书应当于鉴定结论作出之日起 20 内由职业病鉴定办事机构送达当事人。

（六）鉴定专家的回避

职业病鉴定专家有以下情形之一的，需要自行回避或当事人提出回避：一是职业病鉴定当事人或者当事人近亲属的；二是已参加当事人职业病诊断或者首次鉴定的；三是与职业病鉴定当事人有利害关系的；四是与职业病鉴定当事人有其他关系，可能影响鉴定公正的。

九、用人单位不提供职业病诊断资料时，职业病诊断机构如何进行职业病诊断

用人单位不提供职业病诊断资料时，职业病诊断机构会书面通知劳动者所在的用人单位提供其掌握的职业病诊断资料。用人单位在接到通知后的 10 日内不予提供的，职业病诊断机构可以依法提请安全生产监督管理部门督促用人单位提供。经安全生产监督管理部门督促，用人单位仍不提供工作场所职业病危害因素检测结果、

职业健康监护档案等资料或者提供资料不全的，职业病诊断机构应当结合劳动者的临床表现、辅助检查结果和劳动者的职业史、职业病危害接触史，并参考劳动者自述、安全生产监督管理部门提供的日常监督检查信息等，作出职业病诊断结论。

十、职业病诊断中的劳动仲裁规定

为保证职业病诊断工作顺利开展，《职业病防治法》第四十九条对职业病诊断中提出的劳动仲裁规定了特殊的程序要求：职业病诊断、鉴定过程中，在确认劳动者职业史、职业病危害因素接触史时，当事人对劳动关系、工种、工作岗位或者在岗时间有争议的，可以向当地的劳动人事争议仲裁委员会申请仲裁；接到申请的劳动人事争议仲裁委员会应当受理，并在三十日内作出裁决。

当事人在仲裁过程中对自己提出的主张，有责任提供证据。劳动者无法提供由用人单位掌握管理的与仲裁主张有关的证据的，仲裁庭应当要求用人单位在指定期限内提供；用人单位在指定期限内不提供的，应当承担不利后果。

劳动者对仲裁裁决不服的，可以依法向人民法院提起诉讼。

用人单位对仲裁裁决不服的，可以在职业病诊断、鉴定程序结束之日起十五日内依法向人民法院提起诉讼；诉讼期间，劳动者的治疗费用按照职业病待遇规定的途径支付。

十一、职业病病人的待遇

（一）用人单位应当按照国家有关规定，安排职业病病人进行治疗、康复和定期检查。

（二）用人单位对不适宜继续从事原工作的职业病病人，应当调离原岗位，并妥善安置。

（三）用人单位对从事接触职业病危害作业的劳动者，应当给予适当岗位津贴。

（四）职业病病人的诊疗、康复费用，伤残以及丧失劳动能力的职业病病人的社会保障，按照国家有关工伤社会保险的规定执行。

（五）职业病病人除依法享有工伤社会保险外，依照有关民事法律，尚有获得赔偿的权利的，有权向用人单位提出民事赔偿要求。

（六）劳动者被诊断患有职业病，但用人单位没有依法参加工伤社会保险的，其医疗和生活保障由用人单位承担。

（七）职业病病人变动工作单位，其依法享有的待遇不变。

（八）用人单位发生分立、合并、解散、破产等情形的，应当对从事接触职业病危害的作业的劳动者进行健康检查，并按照国家有关规定妥善安置职业病病人。

（九）从事有毒有害作业的职工，因按规定接受职业性健康检查所占用的工作时间，应按正常出勤处理，如职业病防治机构认为需住院做进一步检查时，不论其最后诊断与否，在此期间享受职业病待遇。

十二、非法用工单位的职工患职业病后的待遇

《工伤保险条例》第六十六条规定：无营业执照或者未经依法登记、备案的单位以及被依法吊销营业执照或者撤销登记、备案的单位的职工受到事故伤害或者患职业病的，由该单位向伤残职工或者死亡职工的近亲属给予一次性赔偿，赔偿标准不得低于本条例规定的工伤保险待遇；具体办法由国务院劳动保障行政部门规定。

十三、无法确认劳动关系的职业病病人的待遇

《职业病防治法》第六十一条规定：用人单位已经不存在或者

无法确认劳动关系的职业病病人，可以向地方人民政府民政部门申请医疗救助和生活等方面的救助。地方各级人民政府应当根据本地区的实际情况，采取其他措施，使职业病病人获得医疗救治。

救助方式有城镇低保救助、农村低保救助、城乡医疗救助、社会基金救助等。

十四、职业病报告

《职业病防治法》第五十条规定：用人单位和医疗卫生机构发现职业病病人或者疑似职业病病人时，应当及时向所在地卫生行政部门和安全生产监督管理部门报告。确诊为职业病的，用人单位还应当向所在地劳动保障行政部门报告。接到报告的部门应当依法作出处理。

职业病报告要树立法制观念，不得瞒报、迟报、虚报或不报，也不得报告不实信息。

十五、职工应当认定为工伤的情形

（一）在工作时间和工作场所内，因工作原因受到事故伤害的。

（二）工作时间前后在工作场所内，从事与工作有关的预备性或者收尾性工作受到事故伤害的。

（三）在工作时间和工作场所内，因履行工作职责受到暴力等意外伤害的。

（四）经省级以上卫生行政部门批准的医疗机构诊断为职业病的。

（五）因工外出期间，由于工作原因受到伤害或者发生事故下落不明的。

（六）在上下班途中，受到机动车事故伤害的。

（七）法律、行政法规规定应当认定为工伤的其他情形。

十六、职工可以视同工伤的情形

（一）在工作时间和工作岗位，突发疾病死亡或者在 48 小时之内经抢救无效死亡的。

（二）在抢险救灾等维护国家利益、公共利益活动中受到伤害的。

（三）职工原在军队服役，因战、因公负伤致残，已取得革命伤残军人证，到用人单位后旧伤复发的。

十七、不得认定为工伤或者视同工伤的情形

（一）故意犯罪的。

（二）醉酒或吸毒导致伤亡的。

（三）自残或者自杀的。

十八、工伤认定的申请时间和需要提交的材料

《工伤保险条例》第十七条规定：职工发生事故伤害或者按照职业病防治法规定被诊断、鉴定为职业病，所在单位应当自事故伤害发生之日或者被诊断、鉴定为职业病之日起 30 日内，向统筹地区社会保险行政部门提出工伤认定申请。遇有特殊情况，经报社会保险行政部门同意，申请时限可以适当延长。

用人单位未按前款规定提出工伤认定申请的，工伤职工或者其近亲属、工会组织在事故伤害发生之日或者被诊断、鉴定为职业病之日起 1 年内，可以直接向用人单位所在地统筹地区社会保险行政部门提出工伤认定申请。

《工伤保险条例》第十八条规定：提出工伤认定申请应当提交下列材料：工伤认定申请表；与用人单位存在劳动关系（包括事实劳动关系）的证明材料；医疗诊断证明或者职业病诊断证明书（或

者职业病诊断鉴定书)。

十九、职业病病人应享受的工伤保险待遇

(一)工伤医疗待遇:职业病病人在治疗过程中享受医疗待遇。这个待遇需要符合工伤保险诊疗目录、工伤保险药品目录、工伤保险住院服务标准,从工伤保险基金支付;职工住院治疗工伤的伙食补助费、经批准到统筹地区以外诊疗所需的交通、食宿费用也从工伤保险基金支付。

(二)停工留薪待遇:职业病病人暂停工作进行治疗,享受正常工作期间的工资福利,由所在单位支付;停工留薪期一般不超过12个月,特殊情况经市级劳动能力鉴定委员会确认,可适当延长,但延长时间不得超过12个月;评定伤残等级后,停发原待遇,按有关规定享受伤残待遇。

(三)伤残待遇:职业病病人经过劳动能力鉴定确定伤残等级,按照伤残等级享受对应的伤残待遇。

二十、女职工和未成年工的特殊劳动保护

《职业病防治法》第三十八条规定:用人单位不得安排未成年工从事接触职业病危害的作业;不得安排孕期、哺乳期的女职工从事对本人和胎儿、婴儿有危害的作业。

根据《劳动法》的规定,国家对女职工实行特殊劳动保护。对女职工实行特殊劳动保护,是由女职工的身体结构和生理机能决定的。特别是女职工在孕期和哺乳期,必须实行特殊保护;否则,不仅影响女职工自身的身体健康,还会影响下一代的身体健康。如怀孕期间女工容易流产、早产、死产或胎儿畸形等;如果女职工正在哺乳期,某些毒物进入人体后,随乳汁排出,影响婴儿的健康成长。国家规定女职工禁忌从事某些有害健康的工种,是以保护女职

工本身的健康及其子女的正常发育和成长为出发点的，是对女职工身心健康的关心。

未成年身体正处于发育阶段，肌肉、生理、心理、免疫均未发育成熟，对有毒、有害物质抵抗力较差，如不进行特殊保护，会影响他们的发育，进而影响下一代职工的身体素质。所以，未成年人不得从事接触职业病危害因素的作业。

第三节　职业健康监护档案

职业健康监护档案是健康监护全过程的客观记录资料，是系统地观察劳动者健康状况的变化、评价个体和群体健康损害的依据。职业健康监护档案包括劳动者职业健康检查个人档案和用人单位职业健康监护管理档案，均应妥善保管。

一、用人单位职业健康监护管理档案内容

（一）用人单位职业卫生管理组织组成、职责。

（二）职业健康监护制度和年度职业健康监护计划。

（三）历次职业健康检查的文书，包括委托协议书、职业健康检查机构的健康检查总结报告和评价报告。

（四）工作场所职业病危害因素监测结果。

（五）职业病人登记表，职业病诊断证明书和职业病报告卡。

（六）用人单位对职业病患者、患有职业禁忌证者和已出现职业相关健康损害劳动者的处理和安置记录。

（七）用人单位在职业健康监护中提供的其他资料和职业健康检查机构记录整理的相关资料。

（八）安全监督管理部门、卫生行政部门要求的其他资料。

二、劳动者职业健康检查个人档案内容

（一）劳动者职业史、既往史和职业危害接触史。

（二）相应工作场所职业病危害因素检测结果。

（三）职业健康检查结果及处理情况。

（四）职业病诊断、治疗、鉴定、工伤鉴定、劳动能力鉴定等健康资料。

三、《职业病防治法》中关于职业健康档案管理的规定

（一）用人单位应当依法建立职业健康监护档案，并按规定妥善保存。劳动者或劳动者委托代理人有权查阅劳动者个人的职业健康监护档案，用人单位不得拒绝或者提供虚假档案材料。劳动者离开用人单位时，有权索取本人职业健康监护档案复印件，用人单位应当如实、无偿提供，并在所提供的复印件上签章。

（二）职业健康监护档案应有专人管理，管理人员应保证档案只能用于保护劳动者健康的目的，并保证档案的保密性。

四、档案管理要求

（一）职业健康监护档案要保存在用人单位，制定档案管理制度，设专人管理。

（二）职业健康监护档案涉及的有关文件或原始记录，要分类归档存放并做好登记工作。

（三）职业健康监护档案具有重要的法律参考价值，管理人员要及时、如实、认真填写，不得随意编造和涂改。

（四）职业健康监护档案应永久性保存。对于按年度更新的档案，管理人员应妥善保管，不得随意借阅、无故销毁、遗弃或丢失。当管理人员变动时，要认真做好交接工作。

（五）职业健康监护档案涉及职工个人隐私或单位商业秘密的，应注意做好保密工作。

（六）劳动者或劳动者委托代理人有权查阅劳动者个人的职业健康监护档案，用人单位不得拒绝或者提供虚假档案材料。劳动者离开用人单位时，有权索取本人职业健康监护档案复印件，用人单位应当如实、无偿提供，并在所提供的复印件上签章。

（七）用人单位分立、合并、破产时，要妥善移交保管档案。

（八）档案室要有相应防火、放盗、防霉措施。

第四节　职业健康检查工作中需要注意的问题

一、静脉采血前后需要注意的问题

（一）采血前2天不吃过于油腻或含高蛋白质的食物，避免大量饮酒；检验血糖时，早上不能服降糖药；查肝功能、血液黏稠度、血脂等项目，应空腹采血。

（二）采血前1天，最好洗澡或将双臂洗干净，这样采血时会消毒更彻底，避免伤口感染。

（三）采血当天，不要穿袖口过小或过紧的衣服，避免采血时衣袖卷不上去，或采血后因衣袖过紧引起止血障碍而产生皮下血肿。

（四）采血时可适当喝一点白开水（如果是检测血液黏稠度、血脂等项目，应避免喝水，以免造成结果误差），采血过程中要精神放松，避免因极度紧张而造成血管收缩，增加采血的难度。

（五）抽血检查后，抽血处常常形成一块紫斑或肿块，这是没有正确按压造成的。采血结束后，应立即用消毒干棉签按压穿刺部位，需在针眼及向上1～2 cm处纵向按压3～5分钟止血，不能搓揉，以防造成皮下血肿；24 小时内保持穿刺手臂清洁干燥，不宜淋浴或桑拿。采血后按压时间要充分，若有出血倾向，更要延长按压时间。若局部已经出现淤青，24 小时后可用热毛巾湿敷，以促进淤血吸收。采血后患者应休息 15～30 分钟。

（六）若出现晕针或低血糖症状，应立即就地平卧，饮用含糖饮料，待症状缓解后离开。另外，用过的棉球棉签应扔在装医疗垃圾的黄色塑料袋中或交给采血者。

二、体检要空腹进行的原因

空腹体检主要是防止进食后对一些需空腹检查项目造成影响或干扰，导致检查结果不准确或误诊等。需空腹进行的体检项目主要包括血脂、空腹血糖、肝胆 B 超、胃部检查等。

三、体检前一天禁止饮酒的原因

饮酒不排除会影响血液和尿液的生化检查结果，尤其是会对肝功能检查的结果造成影响。进行乙肝五项检查前一天饮酒容易引起肝功能检查转氨酶升高，可能影响到肝功能的检测值。

四、纯音听力测定需要注意的问题

（一）向医生报告年龄、性别，有耳疾史的要告诉检查医生。

（二）去除耵聍栓塞（俗称耳屎）和眼镜、头饰、助听器等。

（三）认真领会体检医生的体检要求，只要听到很轻微的纯音就立即作出反应（手按信号灯或伸出手指表示），听不到声音立即停止反应。

（四）听到声音不作出反应是伪聋现象，可通过其他检查手段进行甄别，装聋只会浪费体检时间。

五、噪声作业体检为什么脱离噪声环境 12～48 小时，复查者应脱离噪声环境一周以后

在强噪声下暴露一段时间后，听力变迟钝，但是这种情况持续时间并不长，只要离开噪声场所停止接触一段时间，听觉就会逐渐恢复，这种现象叫作暂时性听阈偏移，也叫听觉疲劳。这是暂时性的生理现象，内耳听觉器官并未损害，经休息后可以恢复。所以说噪声作业体检要脱离噪声环境 12～48 小时。

如果连续几个月或几年，听觉器官经常受到强噪声的作用，则听觉正常感受性不能完全恢复，有的会导致听觉神经细胞的退行性变，听力不断下降，造成耳聋。复查者是听力测定发现的听阈提高者。为了使听觉疲劳不影响测定结果的真实性，复查者应脱离噪声环境更长时间，一般是一周。

六、肺功能检查注意事项

（一）在检查肺功能前，要休息 15 分钟，不能吸烟，调整呼吸，等呼吸稳定后再接受检查。

（二）凡是血压不稳定或者心脏病发作的人暂时不能做肺功能检查，肺气肿、肺大泡病人不能做肺功能检查。

（三）练习用口深吸气后，再快速用力（爆发力）吹气并持续吹气 12 秒。

（四）哮喘病人在检查前须停用平喘药物，停药时间要遵照医嘱。

（五）在检查时鼻子不能呼气，要用嘴来呼吸。

（六）要保证在检查的过程中不漏气。

（七）要配合医生的要求做检查，这样才能检查更准确。

七、拍摄胸片注意事项

（一）最好脱光上身衣物拍摄，摘掉胸前后金属或其他遮挡物。

（二）拍摄前，按照医生提出的要求保持一定姿势，用力吸足空气，保持肺部空气充盈，如曝光时身体进行了晃动或吸气不足及时告知医生，必要时重新拍摄。

（三）女性孕期进行 X 射线照射可能引起胎儿畸形、新生儿智力低下、造血系统和神经系统缺陷，因此孕期尽量不要做 X 射线检查，因检查疾病原因而必须要做的，整个孕期最好不要超过两次。

（四）X 射线机处于工作状态时，放射室门上方的警告指示灯会亮，此时候诊者一律在防护门外等候，不要在检查室内等候拍片，以减少射线伤害。

八、尿液采集需要注意的事项

做尿常规检查时，留取尿液标本一般应尽量采用新鲜晨尿，因为夜间饮水较少，肾脏排到尿液中的多种成分都储存在膀胱内并进行浓缩，易于查到，提高阳性检出率。其他随机留取的尿液也可，但应以留取中段尿为好。

按排尿的先后次序，可将尿液分为前段、中段、后段。因前段尿和后段尿容易被污染，因此，做尿常规和尿细菌学检查时，一般都留取中段尿。尿常规检查时，尿液不少于 10 ml。一般要求女性留取尿液标本时应避开经期，应防止阴道分泌物混入尿液中，以留取中段尿为好。留取尿液时应使用清洁干燥的容器，以医院提供的一次性尿杯和尿试管为好。所留尿液应尽快送实验室检查，时间过长会有葡萄糖被细菌分解、管型破坏、细胞溶解等问题出现，会影响检查结果的准确性。

做尿常规检查时，收集尿液标本要正确规范，才能保证尿常规检查结果的准确无误。

九、心电图检查注意事项

（一）请不要紧张，安静平卧，肌肉放松，避免精神紧张造成心率异常。

（二）不要在匆匆忙忙的情况下检查，如走远路、爬楼、劳动或运动后。

（三）做心电图检查时，应穿容易穿脱的宽松的衣服，女性请不要穿着连衣裙，会给心电图检查带来不便，并将身上佩戴的手表摘下，手机、钥匙、刀具等取出，防止干扰心电图。

（四）测试时不要与医生进行交流，也不要进行移动，以免影响检查结果。

十、眼科检查注意问题

眼科检查前，应保证充分休息，避免过度用眼。屈光不正者应该随身携带自己的眼镜；戴角膜镜者，检查当日应改戴框架眼镜。女性不做眼部化妆。

十一、肌电图检查注意事项

（一）检查前一天要洗澡，以达到清洁皮肤而降低肌电图操作中所使用的电极片与皮肤之间接触界面阻抗的目的。

（二）适量饮食，不宜空腹作肌电图。

（三）穿宽松的内衣裤，便于在检查时暴露上下肢。

（四）不要佩戴金银首饰。

（五）检查时要关闭手机电源。

十二、各部位 CT 检查须知

（一）腹部 CT 检查须知

1. 检查前 4 小时不吃任何食物。

2. 除去身上携带的金属物品，如皮带硬扣等。

3. 检查前一周不做胃肠钡餐造影，不吃含金属的药物。

（二）胆囊 CT 检查须知

1. 提前 12 小时禁食（不包括开水）。

2. 必须在早上空腹的情况下进行检查。

3. 检查前 30 分钟一次喝完 1‰造影剂稀释液 500 ml。

4. 取出腹部的金属物品，进行 CT 扫描前准备。

5. 如做过钡餐检查，必须一天后再做 CT 检查。

（三）颅脑、鼻咽、颈部 CT 检查须知

1. 检查当天无须禁食。

2. 除去发夹、耳环、项链等金属物品，进行扫描前准备。

3. 无须增强的病人，请静候。等待技术人员叫名检查。

（四）胸部、食道、椎体 CT 检查须知

1. 检查当天无须禁食。

2. 请携带胸片或外院 CT 片，以便定位、对比。

3. 除去胸部的金属物品，进行检查前准备。

十三、核磁共振成像检查注意事项

1. 检查前请取下一切含金属的物品，如金属手表、眼镜、项链、义齿、义眼、纽扣、皮带、助听器等；否则检查时可能影响磁场的均匀性，造成图像的干扰，形成伪影，不利于病灶的显示，并可能造成个人财物不必要的损失及核磁共振机的损伤。

2. 装有心脏超搏器、人工心脏金属瓣膜、血管金属夹、眼球内金属异物、体内有铁质异物、胰岛素泵、神经刺激器者，以及妊娠三个月以内者，不能做此检查，以免发生意外。

3. 做盆腔部位检查时，需要膀胱充盈，检查前不宜小便。

4. 做腹部肝、胆、胰、脾、肾等检查时，检查前 4 小时禁食；检查过程中保持呼吸平稳，切忌咳嗽或进行吞咽动作。

5. 完成一次核磁共振检查需要半小时左右。检查过程中应尽量静卧，平稳呼吸，身体勿做任何移动，以免影响图像质量。

6. 核磁共振扫描过程中身体（皮肤）不要接触磁体内壁及各种导线，防止皮肤灼伤。

十四、口腔检查注意事项

口腔检查前做好口腔清洁，不要吃葱、蒜、芥末等有特殊气味的食品。

第五节 用人单位相关职能部门在职业健康监护工作中的职责

职业健康监护工作涉及职业健康检查工作的组织、体检结果的处置、作业场所整改、职业病病人待遇、职业健康监护争议处置等工作，需安全生产管理、劳资、工会等部门分工协作完成。可参照以下职责进行分工或根据单位情况进行适当调整。

一、用人单位安全技术科的职业健康监护职责

（一）依据劳资科通知，分析招录岗位职业病危害因素，同职业健康检查机构一起确定检查项目，组织进行上岗前职业健康检查。

（二）向职业健康检查机构提供作业场所职业病危害因素监测

报告，提供职业病危害因素接触人员名单，协商职业健康检查人员、项目、时间，组织在岗期间职业健康检查。

（三）和职业性健康机构签订职业健康检查委托书。

（四）组织工人进行职业健康检查，协助体检机构维持检查秩序，处理体检工作中的突发问题。

（五）领取检查报告，审阅体检报告，对报告中的疑问提出质询。

（六）执行体检报告中提出的建议；通知体检异常人员，组织复查、职业病诊断、工伤鉴定等；向劳资部门提出职业禁忌人员、疑似职业病人员和职业病确诊人员安置建议。

（七）结合作业场所职业病危害因素检测结果分析体检结果，提出作业场所职业病防护设施改进以及加强职业卫生工作管理建议，制订整改计划并组织落实。

（八）向安全生产行政监督管理部门报告职业病、疑似职业病发生情况。

（九）制定本单位职业健康监护管理制度，妥善保管职业健康监护档案。

二、用人单位劳资科的职业健康监护职责

（一）在岗位招聘面试过程中，观察应聘人员精神状况、肢体有无残疾及活动能力、听力、语言表达、反应能力等基本健康状况；了解工人职业史、职业病危害因素接触史、职业病史等。

（二）根据安全技术科提出的职业禁忌人员和职业病确诊人员安置建议，妥善安置上述人员。

（三）处理因职业健康和安全问题发生的劳动争议。

（四）按照《工伤保险条例》要求，为职业病病人申请工资待遇和其他福利待遇。

（五）掌握工人岗位流动情况、职业病危害因素接触变化情况，并记录在工人劳资档案中。

三、用人单位工会的职业健康监护职责

（一）就劳动者反映的职业健康问题同用人单位进行协商并督促解决。

（二）对用人单位职业健康监护中存在的问题提出意见和建议，对违法问题监督纠正。

（三）代表职工参与处理因职业健康和安全问题引发的劳动争议。

第二篇
职业健康检查工作实践

第三章 粉尘作业人员的职业健康监护

第一节 接触矽尘、煤尘、石棉尘
作业人员的职业健康监护

粉尘是能够长时间悬浮在空气中的固体微粒，有些粉尘可引起肺部纤维化改变，这种纤维化改变为主的疾病统称为尘肺，如矽尘引起的矽肺、煤尘引起的煤工尘肺、石棉尘引起的石棉肺，均是尘肺的一种。通过职业健康监护，可发现粉尘作业人员的职业禁忌证和肺部损害程度，为这些人的合理安排提供医学根据。

一、接触尘肺的作业

矽尘存在于多个行业或岗位。在矿山方面，有色金属矿、铁矿等的采掘、爆破、装卸、运输、破碎、筛选、碾磨等，可接触矽尘；在工厂方面，石英粉厂、玻璃厂、耐火材料厂、建材厂等生产中的原料破碎、碾磨、筛选、拌料等加工过程，可接触矽尘；在机械制造工业中，型砂的准备和铸件的清砂、喷砂等生产过程中，也接触矽尘。

煤尘存在于煤矿采煤过程，洗煤过程，煤炭的装卸、运输、筛分、研磨等加工过程。

接触石棉尘的作业主要是石棉的加工和处理，其次是石棉的开采和选矿。

二、尘肺病的自觉症状

尘肺是以肺部纤维化为主的全身性疾病，无特异的临床表现，其临床表现多与并发症有关。尘肺病早期没有明显自觉症状，或者只有很轻微的自觉症状，往往通过职业健康检查才会发现。病情严重或有并发症时，由于呼吸和循环功能受到明显损害，会出现胸闷、气短、咳嗽、咳痰、胸痛、呼吸困难，还可能有咯血、无力、消瘦、失眠、食欲减退等临床表现。可通过职业健康检查拍摄后前位 X 射线高千伏胸片早期发现肺部损伤。

三、粉尘作业人员的职业健康监护

尘肺的发病一般比较缓慢，多在接触矽尘 5～10 年后才发病，有的长达 15～20 年以上。在缺少防尘措施的情况下，持续吸入严重超标、游离二氧化硅含量高的粉尘，接触矽尘 1～2 年内也可发病。尘肺是一种进行性疾病，一经发生，即使调离矽尘作业岗位，仍可继续发展。个体因素也可影响尘肺的发生与发展，如未成年工健康状况较差者易患尘肺；呼吸系统感染，尤其是肺结核，能促使尘肺病程迅速发展和加剧。因此，应做好上岗前体检，筛除不适宜从事粉尘作业的工人；做好在岗期间体检，早期发现尘肺和发生尘肺的迹象；做好离岗后体检，监测尘肺的发生或发展变化。粉尘作业职业健康检查类型和内容如下：

（一）上岗前职业健康检查

1. 检查对象：拟从事接触生产性粉尘的新录用人员和转岗拟接触粉尘人员。

2. 检查目的：发现职业禁忌证，包括活动性肺结核病、慢性阻塞性肺病、慢性间质性肺病、伴肺功能损害的疾病。

3. 检查内容：一是症状询问，重点询问呼吸系统、心血管系统疾病史，吸烟史及咳嗽、咳痰、喘息、胸痛、呼吸困难、气短等症状；二是体格检查，内科常规检查，重点检查呼吸系统、心血管系统；三是实验室和其他检查，必检项目包括血常规、尿常规、心电图、血清 ALT、后前位 X 射线高千伏胸片或数字化摄影胸片（DR 胸片）、肺功能。

（二）在岗期间职业健康检查

1. 检查对象：所有接触生产性粉尘的在岗人员。

2. 检查目的：发现职业病（尘肺）、疑似职业病病人、职业禁忌证（活动性肺结核病、慢性阻塞性肺病、慢性间质性肺病、伴肺功能损害的疾病）。

3. 检查内容：一是症状询问，重点询问咳嗽、咳痰、胸痛、呼吸困难，也可有喘息、咯血等症状；二是体格检查，内科常规检查重点检查呼吸系统和心血管系统；三是实验室和其他检查，必检项目包括后前位 X 射线高千伏胸片或数字化摄影胸片（DR 胸片）、心电图、肺功能，选检项目有血常规、尿常规、血清 ALT。

4. 健康检查周期：不同粉尘，工作场所职业病危害作业分级不同，检查周期不同。

（1）矽尘、石棉尘：作业分级Ⅰ级，2 年 1 次；作业分级Ⅱ级及以上，1 年 1 次。煤尘：作业分级Ⅰ级，3 年 1 次；作业分级Ⅱ级及以上，2 年 1 次。

（2）矽尘、煤尘、石棉尘：X 射线胸片表现为观察对象者，健康检查 1 年 1 次，连续观察 5 年。若 5 年内不能确诊者，矽尘、石棉尘作业分级Ⅰ级，2 年 1 次；矽尘、石棉尘作业分级Ⅱ级及以上，1 年 1 次；煤尘作业分级Ⅰ级，3 年 1 次；煤尘作业分级Ⅱ级及以上，2年1次。

（3）矽肺、石棉肺患者原则1年检查1次，煤工尘肺患者1～2年检查1次，或根据病情随时检查。

（三）离岗时职业健康检查

1. 检查对象：接触职业病危害的辞职人员、退休人员、内部转岗脱离接触人员。

2. 检查目的：早期发现职业病（尘肺）。

3. 检查内容：同在岗期间职业健康检查内容。

4. 检查时间：脱离岗位前，如最后一次在岗期间的健康检查在离岗前90天内，可视为离岗时职业健康检查。

（四）离岗后健康检查（推荐性）

1. 检查对象：接触粉尘工龄5年以上的矽尘作业人员。

2. 检查目的：发现职业病（尘肺）。

3. 检查内容：同在岗期间职业健康检查内容。

4. 检查周期：接触矽尘、石棉尘工龄10年及以下的，随访10年；超过10年的，随访21年，原则上3年随访一次。接触煤尘工龄20年及以下的，随访10年；超过20年的，随访15年，随访周期原则为5年1次。上述3种粉尘接触工龄5年及以下的，作业场所粉尘达到国家卫生标准时可不随访。

四、工人在职业健康检查中的注意事项

（一）体检前一天要注意休息，避免剧烈运动和情绪激动，保证充足睡眠，不要吃过多油腻、不易消化的食物，不饮酒，不要吃对肝、肾功能有损害的药物，以免影响体检结果。

（二）体检前8小时应禁食、禁水。

（三）体检者要如实回答体检医生的询问。

（四）尿液采集时应留取新鲜尿液，避免经血、白带、粪便、

精液、阴道分泌物污染尿液，还要避免烟灰等异物污染尿液。

（五）静脉抽血后，需按压针头穿刺点 3～5 分钟，防止形成血肿。

（六）做胸部 X 射线检查时，勿穿戴有金属的衣服和饰品；在医生指导下，胸壁紧贴摄影架，双脚自然分开，双臂尽力内旋，充分吸气后屏气状态进行摄影。怀孕期间尽量不要进行 X 射线检查，必须检查的，需要告知医生，做好腹部防护工作。

（七）进行肺功能检查时，在医生指导下，平静呼吸 3～5 次后，尽最大努力深吸气到不能再吸气为止，然后以最快的速度、最大的力气把气吹进吹筒，并持续用力 4～6 秒以上。

（八）进行心电图检查时，不要紧张，安静平卧，肌肉放松，避免精神紧张造成心率异常；不要在走远路、爬楼、劳动或运动后检查；应穿容易穿脱的宽松衣服，女性不要穿着连衣裙，避免给心电图检查带来不便；应将身上佩戴的手表摘下，手机、钥匙、刀具等取出，防止干扰心电图检查；测试时不要与医生交流，也不要移动，以免影响检查结果。

第二节　接触其他致尘肺病的无机粉尘作业人员的职业健康监护

一、其他致尘肺病的无机粉尘

《职业病危害因素分类目录》中可引起尘肺病的无机粉尘除矽尘、煤尘、石棉尘外，还有炭黑粉尘、石墨粉尘、滑石粉尘、云母粉尘、水泥粉尘、铸造粉尘、陶瓷粉尘、铝尘、电焊粉尘。

一些金属、碱、有机物可能以粉尘状态存在于生产环境中，并随呼吸进入肺部，但不引起尘肺，而是引起相应化学物中毒或其他损害。

二、其他无机粉尘的危害

其他无机粉尘可引起尘肺。尘肺病是以肺部纤维化为主的全身性疾病，无特异的临床表现，其临床表现多与并发症有关。尘肺病早期没有明显自觉症状，或者只有很轻微的自觉症状，往往通过职业健康检查时才会发现。病情严重或有并发症时，由于呼吸和循环功能受到明显损害，会出现胸闷、气短、咳嗽、咳痰，胸痛、呼吸困难，还可以有咯血、无力、消瘦、失眠、食欲减退等临床表现。可通过职业性健康检查拍摄后前位 X 射线高千伏胸片早期发现肺部损伤。

三、其他致尘肺病的无机粉尘的健康监护

（一）上岗前职业健康检查

1. 检查对象：拟从事接触生产性粉尘的新录用人员、转岗拟接触人员。

2. 检查目的：发现职业禁忌证（活动性肺结核病、慢性阻塞性肺病、慢性间质性肺病、伴肺功能损害的疾病）。

3. 检查内容：一是症状询问，重点询问呼吸系统、心血管系统疾病史，吸烟史及咳嗽、咳痰、喘息、胸痛、呼吸困难、气短等症状；二是体格检查，内科常规检查，重点检查呼吸系统、心血管系统；三是实验室和其他检查，必检项目包括血常规、尿常规、心电图、血清 ALT、后前位 X 射线高千伏胸片或数字化摄影胸片（DR 胸片）、肺功能。

（二）在岗期间职业健康检查

1. 检查对象：所有接触生产性粉尘的人员。

2. 检查目的：早期发现职业病、疑似职业病、职业禁忌证。

职业病：如炭黑粉尘—炭黑尘肺、石墨粉尘—石墨尘肺、滑石

粉尘—滑石尘肺、云母粉尘—云母尘肺、水泥粉尘—水泥尘肺、铸造粉尘—铸工尘肺、陶瓷粉尘—陶工尘肺、铝尘—铝尘肺、电焊烟尘—电焊工尘肺。

职业禁忌证：活动性肺结核病、慢性阻塞性肺病、慢性间质性肺病、伴肺功能损害的疾病。

3. 检查内容：一是症状询问，重点询问咳嗽、咳痰、胸痛、呼吸困难，也可有喘息、咯血等症状；二是体格检查，内科常规检查，重点检查呼吸系统和心血管系统；三是实验室和其他检查，必检项目包括后前位 X 射线高千伏胸片或数字化摄影胸片（DR 胸片）、心电图、肺功能，选检项目有血常规、尿常规、血清 ALT。

4. 健康检查周期：作业场所粉尘危害程度不同，检查周期不同。

（1）粉尘：作业分级Ⅰ级，4 年 1 次；作业分级Ⅱ级及以上，2～3 年 1 次。X 射线胸片表现为观察对象者，健康检查 1 年 1 次，连续观察 5 年。若 5 年内不能确诊者，粉尘作业分级Ⅰ级，4 年 1 次；作业分级Ⅱ级及以上，2～3 年 1 次。

（2）炭黑尘肺、石墨尘肺、滑石尘肺、云母尘肺、水泥尘肺、铸造铸工尘肺、陶工尘肺、铝尘肺、电焊工尘肺患者 1～2 年检查 1 次，或根据病情随时检查。

（三）离岗时职业健康检查

1. 检查对象：接触职业病危害的辞职人员、退休人员、内部转岗脱离接触人员。

2. 检查目的：发现职业病，如炭黑粉尘—炭黑尘肺、石墨粉尘—石墨尘肺、滑石粉尘—滑石尘肺、云母粉尘—云母尘肺、水泥粉尘—水泥尘肺、铸造粉尘—铸工尘肺、陶瓷粉尘—陶工尘肺、铝尘—铝尘肺、电焊烟尘—电焊工尘肺。

3. 检查内容：同在岗期间职业健康检查内容。

4. 检查时间：脱离岗位前，如最后一次在岗期间的健康检查在离岗前 90 天内，可视为离岗体检。

（四）离岗后健康检查（推荐性）

1. 检查对象：接触粉尘工龄 5 年以上的矽尘作业人员。

2. 检查目的：发现职业病，如炭黑粉尘—炭黑尘肺、石墨粉尘—石墨尘肺、滑石粉尘—滑石尘肺、云母粉尘—云母尘肺、水泥粉尘—水泥尘肺、铸造粉尘—铸工尘肺、陶瓷粉尘—陶工尘肺、铝尘—铝尘肺、电焊烟尘—电焊工尘肺。

3. 检查内容：同在岗期间职业健康检查内容。

4. 检查周期：接触粉尘工龄 20 年及以下的，随访 10 年；超过 20 年的，随访 15 年，原则上 5 年随访一次。上述 9 种粉尘接触工龄 5 年及以下的，作业场所粉尘达到国家卫生标准时可不随访。

四、工人在职业健康检查中的注意事项

（一）体检前一天要注意休息，避免剧烈运动和情绪激动，保证充足睡眠，不要吃过多油腻、不易消化的食物，不饮酒，不要吃对肝、肾功能有损害的药物，以免影响体检结果。

（二）体检前 8 小时应禁食、禁水。

（三）体检者要如实回答体检医生的询问。

（四）尿液采集应留取新鲜尿液，避免经血、白带、粪便、精液、阴道分泌物污染。此外，还要避免烟灰等异物污染。

（五）静脉抽血后，需按压针头穿刺点 3～5 分钟，防止形成血肿。

（六）做胸部 X 射线检查时，勿穿戴有金属的衣服和饰品；在医生指导下，胸壁紧贴摄影架，双脚自然分开，双臂尽力内旋，充分吸气后屏气状态进行摄影。怀孕期间尽量不要进行 X 射线检查，必须检查的，需要告知医生，做好腹部防护工作。

（七）进行肺功能检查时，在医生指导下，平静呼吸 3～5 次后，尽最大努力深吸气到不能再吸气为止，然后以最快的速度、最大的力气把气吹进吹筒，并持续用力 4～6 秒以上。

（八）进行心电图检查时，不要紧张，安静平卧，肌肉放松，避免精神紧张造成心率异常；不要在走远路、爬楼、劳动或运动后检查；应穿容易穿脱的宽松衣服，女性不要穿着连衣裙，避免给心电图检查带来不便；应将身上佩戴的手表摘下，手机、钥匙、刀具等取出，防止干扰心电图检查；测试时不要与医生交流，也不要移动，以免影响检查结果。

第三节 接触有机粉尘作业人员的职业健康监护

一、有机粉尘的来源

有机粉尘包括来自植物的粉尘和来自动物的粉尘。来自植物的粉尘包括植物的茎、叶、种子、花粉等；动物性粉尘包括脱落的皮、骨、屑、家禽的羽毛、动物排泄物等，这些粉尘可能会受到细菌、真菌污染。

二、有机粉尘对健康的危害

棉尘、亚麻尘可引起棉尘症，表现为胸部紧束感和胸闷、气短等，伴有急性通气功能下降的气道阻塞性疾病，长期反复发作可致慢性肺通气功能损害，出现咳嗽、咯痰、支气管炎症状和肺气肿，最终发展成为慢性阻塞性肺病。

木材加工产生木尘，吸入木尘会刺激呼吸道黏膜，引起打喷嚏、咳嗽、气喘等症状。长期吸入木尘可能引起肺纤维病变，使肺泡间质网状纤维和胶原纤维增生，引起呼吸不畅、憋气、哮喘等，造成肺功能明显下降；有的还能引起鼻黏膜炎症，使纤毛和腺分泌功能受损，易患感冒、上呼吸道感染；如果木尘长期作用在鼻腔黏膜，可能引起鼻癌、副鼻窦癌。长期吸入茶尘、烟草尘、谷物尘，也会造成职业性哮喘和慢性阻塞性肺部疾病。

动物性粉尘中常含有大量的动物蛋白和真菌、细菌的污染，作业人员吸入后可能引发外源性过敏性肺泡炎，出现畏寒、发热，头痛、咳嗽，气短、胸闷等症状。

三、有机粉尘作业人员的职业健康监护

（一）上岗前职业健康检查

1. 检查对象：拟从事接触生产性粉尘的新录用人员、转岗拟接触人员。

2. 检查目的：发现职业禁忌证（致喘物过敏和支气管哮喘、慢性阻塞性肺病、慢性间质性肺病、伴肺功能损害的疾病）。

3. 检查内容：一是症状询问，重点询问花粉、药物过敏，哮喘病史、吸烟史，呼吸系统、心血管系统疾病史，以及有无喘息、气短、咳嗽、咳痰、呼吸困难、喷嚏、流涕等症状；二是体格检查，内科常规检查重点检查呼吸系统、心血管系统，鼻科常规检查，重点检查有无过敏性鼻炎；三是实验室和其他检查，必检项目包括血常规、尿常规、心电图、血清 ALT、血嗜酸细胞计数、肺功能、X 射线高千伏胸片。选检项目：有过敏史或可疑有过敏体质的受检者可做非特异性气管激发试验（气道高反应性激发试验）。

（二）在岗期间职业健康检查

1. 检查对象：所有接触生产性粉尘的人员。

2. 检查目的：早期发现职业病（职业性哮喘、职业性变应性肺泡炎）、疑似职业病、职业禁忌证（伴肺功能损害的心血管系统

疾病）。

3. 检查内容：一是症状询问，重点询问有无反复抗原（某一种粉尘）接触史、发热、无力、咳嗽、胸闷、气短、进行性呼吸困难、体重下降等；二是体格检查，内科常规检查，重点检查呼吸系统和心血管系统；三是实验室和其他检查，必检项目包括 X 射线高千伏胸片、心电图、肺功能，选检项目有肺弥散功能、血气分析。

4. 健康检查周期：在开始工作的 6～12 个月之间进行 1 次健康检查；粉尘作业分级Ⅰ级及以上的，4～5 年 1 次；粉尘作业分级Ⅱ级及以上的，2～3 年 1 次。

（三）离岗时职业健康检查

1. 检查对象：接触职业病危害的辞职人员、退休人员、内部转岗脱离接触人员。

2. 检查目的：发现职业病（职业性哮喘、职业性急性变应性肺泡炎）。

3. 检查内容：同在岗期间职业健康检查内容。

4. 检查时间：脱离岗位前，如最后一次在岗期间的健康检查在离岗前 90 天内，可视为离岗体检。

四、工人在职业健康检查中的注意事项

（一）体检前一天要注意休息，避免剧烈运动和情绪激动，保证充足睡眠，不要吃过多油腻、不易消化的食物，不饮酒，不要吃对肝、肾功能有损害的药物，以免影响体检结果。

（二）体检前 8 小时应禁食、禁水。

（三）体检者要如实回答体检医生的询问。

（四）尿液采集应留取新鲜尿液，避免经血、白带、粪便、精液、阴道分泌物污染。此外，还要避免烟灰等异物污染。

（五）静脉抽血后，需按压针头穿刺点 3～5 分钟，防止形成

血肿。

（六）做胸部 X 射线检查时，勿穿戴有金属的衣服和饰品；在医生指导下，胸壁紧贴摄影架，双脚自然分开，双臂尽力内旋，充分吸气后屏气状态进行摄影。怀孕期间尽量不要进行 X 射线检查，必须检查的，需要告知医生，做好腹部防护工作。

（七）进行肺功能检查时，在医生指导下，平静呼吸 3～5 次后，尽最大努力深吸气到不能再吸气为止，然后以最快的速度、最大的力气把气吹进吹筒，并持续用力 4～6 秒以上。

（八）进行心电图检查时，不要紧张，安静平卧，肌肉放松，避免精神紧张造成心率异常；不要在走远路、爬楼、劳动或运动后检查；应穿容易穿脱的宽松衣服，女性不要穿着连衣裙，避免给心电图检查带来不便；应将身上佩戴的手表摘下，手机、钥匙、刀具等取出，防止干扰心电图检查；测试时不要与医生交流，也不要移动，以免影响检查结果。

第四节 接触棉尘作业人员的职业健康监护

一、棉尘的来源

棉花是基本生活物资，也是战略物资。使用棉花纺纱、织布的多个生产环节可接触棉尘，如开棉、混棉、清棉、梳棉、并条、粗纱、细纱、整经、上浆、穿综筘、织布等过程。以棉布为面料的制衣过程中的裁剪和缝制也接触棉尘。棉花收购、棉籽油生产、造纸、合成纤维、硝化棉制造过程也有棉尘接触。棉尘通过呼吸道进入人体。

二、棉尘的危害

棉尘可引起棉尘症，表现为胸部紧束感和胸闷、气短等，伴有急性通气功能下降的气道阻塞性疾病，长期反复发作可致慢性肺通气功能损害，出现咳嗽、咯痰、支气管炎和肺气肿，最终发展成为慢性阻塞性肺病。

三、棉尘作业人员的职业健康监护

（一）上岗前职业健康检查

1. 检查对象：拟从事接触棉尘的新录用人员和转岗拟接触人员。

2. 检查目的：发现职业禁忌证，包括活动性肺结核病、慢性阻塞性肺病、伴肺功能损害的疾病。

3. 检查内容：一是症状询问，重点询问呼吸系统、心血管系统疾病史，吸烟史及咳嗽、咳痰、胸闷、气短、发热等症状；二是体格检查，内科常规检查时重点检查呼吸系统；三是实验室和其他检查，必检项目包括血常规、尿常规、心电图、血清 ALT、肺功能、X 射线高千伏胸片。

（二）在岗期间职业健康检查

1. 检查对象：所有接触生产性棉尘的人员。

2. 检查目的：发现职业病（棉尘病）、疑似职业病、职业禁忌证（活动性肺结核病、慢性阻塞性肺病、伴肺功能损害的疾病）。

3. 检查内容：一是症状询问，重点询问呼吸系统、心血管系统疾病史，吸烟史及咳嗽、咳痰、胸闷、气短、发热等症状；二是体格检查，包括内科常规检查（重点检查呼吸系统）；三是实验室和其他检查，必检项目包括血常规、尿常规、心电图、血清 ALT、肺功能，选检项目包括 X 射线高千伏胸片。

4. 健康检查周期：在开始工作的，6～12 个月之间进行 1 次健康检查。粉尘作业分级Ⅰ级及以上的，4～5 年 1 次；粉尘作业分级Ⅱ级及以上的，2～3 年 1 次。

（三）离岗时职业健康检查

1. 检查对象：接触棉尘的辞职人员、退休人员、内部转岗脱离接触人员。

2. 检查目的：发现职业病（棉尘病）。

3. 检查内容：同在岗期间职业健康检查内容。

4. 检查时间：脱离岗位前，如最后一次在岗期间的健康检查在离岗前 90 天内，可视为离岗体检。

四、工人在职业健康检查中的注意事项

（一）体检前一天要注意休息，避免剧烈运动和情绪激动，保证充足睡眠，不要吃过多油腻、不易消化的食物，不饮酒，不要吃对肝、肾功能有损害的药物，以免影响体检结果。

（二）体检前 8 小时应禁食、禁水。

（三）体检者要如实回答体检医生的询问。

（四）尿液采集时，应留取新鲜尿液，避免经血、白带、粪便、精液、阴道分泌物污染。此外，还要避免烟灰等异物污染尿液。

（五）静脉抽血后，需按压针头穿刺点 3～5 分钟，防止形成血肿。

（六）做胸部 X 射线检查时，勿穿戴有金属纽扣的衣服、项链、金属环乳罩、胸针等衣物或饰品；在医生指导下，胸壁紧贴摄影架，双脚自然分开，双臂尽力内旋，充分吸气后屏气状态进行摄影。怀孕期间尽量不要进行 X 射线检查；必须要检查的，需告知医生，做好腹部防护工作。

（七）进行肺功能检查时，在医生指导下，平静呼吸 3～5 次后，尽最大努力深吸气到不能再吸气为止，然后以最快的速度、最大的力气把气吹进吹筒，并持续用力 4～6 秒以上。

（八）进行心电图检查时要安静平卧，肌肉放松，避免精神紧

张造成心率异常；不要在走远路、爬楼、劳动或运动后进行检查，应穿容易穿脱的宽松衣服，女性不要穿着连衣裙，避免给心电图检查带来不便；将身上佩戴的手表摘下，将手机、钥匙、刀具等取出，防止干扰心电图；测试时不要与医生交流，也不要移动，以免影响检查结果。

第四章 金属及其化合物作业人员的职业健康监护

第一节　接触铅及其无机化合物
作业人员的职业健康监护

一、接触铅的作业

铅是柔软和延伸性强的重金属，颜色为青白色，在空气中表面很快被一层暗灰色的氧化物覆盖。铅矿开采，铅冶炼，铅丝、铅箔、铅管、铅槽的制造使用，铅酸蓄电池制造，弹头、炮弹、焊接物料、防辐射物料、部分合金制造等，均可接触铅。铅氧化物常用于蓄电池、玻璃、搪瓷、景泰蓝、油漆、颜料、防锈剂、橡胶硫化促进剂、塑料稳定剂等的制造。

二、铅对人体的危害性

工业生产中，铅以铅尘（烟）的形式吸入人体，因此，职业性铅中毒多为慢性中毒，临床上有神经、消化、血液等系统的综合症状。

神经系统症状主要表现为神经衰弱、多发性神经病和脑病。神

68

经衰弱是铅中毒早期较常见的症状之一，表现为头昏、头痛、全身无力、记忆力减退、睡眠障碍、多梦等。多发性神经病，可分为感觉型、运动型和混合型。感觉型表现为肢端麻木和四肢末端呈手套袜子型感觉障碍；运动型表现有肌无力和肌肉麻痹。铅中毒脑病极少见到，为最严重铅中毒，表现为头痛、恶心、呕吐、高热、烦躁、抽搐、嗜睡、精神障碍、昏迷等症状。

消化系统症状轻者可表现为口内金属味，食欲不振，上腹部胀闷、不适，腹隐痛和便秘；重者出现腹绞痛。

血液系统症状，主要是铅干扰血红蛋白合成过程而导致贫血。

一般情况下，铅中毒经驱铅治疗后可很快恢复，除铅中毒性脑病外，很少有后遗症，愈后良好。

三、铅作业人员的职业健康监护

（一）上岗前职业健康检查

1. 检查对象：拟录用的从事接触生产性铅尘（烟）的人员和转岗拟接触人员。

2. 检查目的：发现职业禁忌证，包括中度贫血、卟啉病、多发性周围神经病。

3. 检查内容：一是症状询问，重点询问消化系统、神经系统及贫血等相关病史及症状，如便秘、腹痛、头痛、头晕、乏力、失眠、多梦、记忆力减退、四肢麻木等；二是体格检查，包括内科常规检查、神经系统常规检查等；三是实验室和其他检查，必检项目包括血常规、尿常规、心电图、血清 ALT，选检项目有血铅或尿铅、血红细胞锌原卟啉（ZPP）或红细胞游离原卟啉（FEP）、神经-肌电图。

（二）在岗期间职业健康检查

1. 检查对象：所有职业性接触铅的在岗人员。

2. 检查目的：早期发现职业病（职业性慢性铅中毒）、疑似职业病病人、职业禁忌证（同上岗前职业健康检查）。

3. 检查内容：一是症状询问，重点询问神经系统和消化系统症状及贫血所致的常见症状，如头痛、头晕、乏力、失眠、烦躁、多梦、记忆力减退、四肢麻木、腹痛、食欲减退、便秘等；二是体格检查，包括内科常规检查（重点检查消化系统和贫血的体征）和神经系统常规检查；三是实验室和其他检查，必检项目包括血常规、尿常规、心电图、血铅或尿铅，选检项目有尿δ-氨基乙酰丙酸（δ-ALA）、血红细胞锌原卟啉（ZPP）或红细胞游离原卟啉（FEP）、神经-肌电图。

4. 健康检查周期：血铅含量 $400 \sim 600\ \mu g/L$ 或尿铅含量 $70 \sim 120\ \mu g/L$，每 3 个月复查血铅或尿铅 1 次；血铅含量小于 $400\ \mu g/L$ 或尿铅含量小于 $70\ \mu g/L$，每年体检 1 次。

（三）离岗时职业健康检查

1. 检查对象：包括职业接触铅的辞职人员、退休人员和内部转岗脱离接触人员。

2. 检查目的：早期发现职业病（职业性慢性铅中毒）。

3. 检查内容：同在岗期间职业健康检查。

4. 检查时间：一般是脱离岗位前，如最后一次在岗期间的健康检查在离岗前 90 天内，可视为离岗体检。

四、工人在职业健康检查中的注意事项

（一）体检前一天要注意休息，避免剧烈运动和情绪激动，保证充足睡眠，不要吃对肝、肾功能有损害的药物，以免影响体检结果。

（二）体检前 8 小时应禁食、禁水。

（三）体检时要如实回答体检医生的询问，如实填写职业史和

职业病危害接触史。

（四）体检前要洗澡，不得穿工作服进行体检，以防铅污染尿液。尿液采集时应留取新鲜尿液，晨尿最好，避免经血、白带、粪便、精液、阴道分泌物污染尿液。此外，还要避免烟灰等异物污染尿液。

（五）静脉抽血后，需按压针头穿刺点 3～5 分钟，防止形成血肿。

（六）进行心电图检查时要安静平卧，肌肉放松，避免精神紧张造成心率异常。不要在走远路、爬楼、劳动或运动后进行检查；应穿容易穿脱的宽松衣服；女性不要穿着连衣裙，以免给心电图检查带来不便；将身上佩戴的手表摘下，手机、钥匙、刀具等取出，防止干扰心电图；测试时不要与医生交流，不要移动，以免影响检查结果。

（七）肌电图检查前一天要洗澡，以达到清洁皮肤而降低肌电图操作中所使用的电极片与皮肤之间接触界面阻抗的目的；适量饮食，不宜空腹做肌电图；穿宽松的内衣裤，便于检查时容易露出上下肢；不要佩戴金银首饰；检查时要关闭手机。

第二节　接触四乙基铅作业人员的职业健康监护

一、接触机会

四乙基铅为略带水果香甜味的无色透明油状液体，常温下极易挥发，即使 0℃ 时也可产生大量蒸气；其密度比空气大；遇光可分解产生三乙基铅；有高度脂溶性，不溶于水，易溶于有机溶剂。

四乙基铅一度广泛作为汽油添加剂，以提高燃料的辛烷值，以防止发动机内发生震爆。四乙基铅用于催化剂和各种化学助剂制造，航空汽油生产、使用中。在四乙基铅生产和使用过程中可与之接触。可经呼吸道、消化道、皮肤吸收，生产中毒多是经呼吸道或皮肤吸收引起。

二、中毒的临床表现

(一) 急性中毒

潜伏期与接触量、接触时间及个体敏感性有关。一般在接触后数小时或数天发病，有的2～3周才出现明显症状，接触极高浓度可立即昏迷。

轻度中毒或中毒初期，除有失眠、噩梦、头痛、头晕、健忘、食欲不振、恶心、呕吐外，伴有轻度兴奋、急躁、易怒、焦虑不安、癔病样发作等精神或情绪上的改变，基础体温、血压和脉率可降低。

重度中毒患者常迅速出现精神症状，表现为兴奋不眠、躁动不安、定向力减退、幻觉、妄想或全身震颤。极严重者很快昏迷，常伴有阵发性全身抽搐、角弓反张、牙关紧闭、口吐白沫、瞳孔散大，每次发作数分钟或呈癫痫持续状态。患者大汗、高热，甚至出现呼吸循环衰竭而死亡。

(二) 慢性中毒

慢性中毒发生于长期接触四乙基铅者，轻症主要表现为类神经症和自主神经功能失调。患者常有严重的失眠和顽固的头痛，噩梦频繁而突出，并常因噩梦而惊醒，健忘、头晕、乏力、多汗、急躁易怒、肢体酸痛、性欲减退颇为多见。部分患者有昏厥发作或阳痿。女性患者可发生月经紊乱。除此之外也可伴有消化道障碍，出现食欲减退、上腹部不适、晨起时恶心，一般不伴有呕吐，兼有体温、脉搏、血压偏低。

三、接触四乙基铅作业人员的职业健康监护

（一）上岗前职业健康检查

1. 检查对象：拟录用的从事接触生产性四乙基铅的人员和转岗拟接触人员。

2. 检查目的：发现职业禁忌证，包括中枢神经系统器质性疾病和已确诊并仍需要医学监护的精神障碍性疾病。

3. 检查内容：一是症状询问，重点询问有无中枢神经系统器质性疾病、精神障碍病史及相关症状；二是体格检查，包括内科常规检查、神经系统常规检查；三是实验室和其他检查，必检项目包括血常规、尿常规、心电图、血清 ALT。

（二）在岗期间职业健康检查（推荐性）

1. 检查对象：所有职业性接触四乙基铅的在岗人员。

2. 检查目的：早期发现职业禁忌证（中枢神经系统器质性疾病、已确诊并仍需要医学监护的精神障碍性疾病）。

3. 检查内容：一是症状询问，重点询问有无中枢神经系统器质性疾病、精神障碍病史及相关症状；二是体格检查，包括内科常规检查、神经系统常规检查；三是实验室和其他检查，必检项目包括血常规、尿常规、心电图、血清 ALT。

4. 健康检查周期：3 年体检 1 次。

（三）应急职业健康检查

1. 检查对象：对于短时间大量或较大量接触者，需要立即进行应急体检，必要时住院观察。

2. 检查目的：及时发现职业病（职业性急性四乙基铅中毒）。

3. 检查内容：一是症状询问，重点询问短时间内接触较大剂量四乙基铅的职业史、中枢神经系统及精神症状；二是体格检查，包括内科常规检查（注意体温、血压、脉搏测量），神经系统常规

检查，运动功能、病理反射检查，眼底检查；三是实验室和其他检查，必检项目包括血常规、心电图，选检项目包括脑电图、血铅或尿铅、头颅 CT 或 MRI。

四、工人在职业健康检查中的注意事项

（一）体检前一天要注意休息，避免剧烈运动和情绪激动，保证充足睡眠，不要吃对肝、肾功能有损害的药物，以免影响体检结果。

（二）体检前 8 小时应禁食、禁水。

（三）体检者要如实回答体检医生的询问，如实填写职业史和职业病危害接触史。

（四）体检前要洗澡；尿液采集应留取新鲜尿液，晨尿最好，避免经血、白带、粪便、精液、阴道分泌物污染尿液；此外，还要避免烟灰等异物污染尿液。

（五）静脉抽血后，需按压针头穿刺点 3～5 分钟，防止形成血肿。

（六）心电图检查时要安静平卧，肌肉放松，避免精神紧张造成心率异常；不要在走远路、爬楼、劳动或运动后进行检查；应穿容易穿脱的宽松衣服，女性不要穿着连衣裙，以免给心电图检查带来不便；将手表摘下，手机、钥匙、刀具等取出，防止干扰心电图；测试时不要与医生交流，不要移动，以免影响检查结果。

（七）做胸部 X 射线检查时，勿穿戴有金属的衣服和饰品；在医生指导下，胸壁紧贴摄影架，双脚自然分开，双臂尽力内旋，充分吸气后屏气状态进行摄影。怀孕期间尽量不要进行 X 射线检查；必须要检查的，需告知医生，做好腹部防护工作。

（八）脑电图检查前清洗头部。

第三节　接触汞作业人员的职业健康监护

一、接触汞的作业

接触金属汞的作业很多，例如：汞矿的开采与汞的冶炼；生产、校验和维修汞温度计、血压计、流量仪、液面计、控制仪、气压表、汞整流器等，尤其用热汞法生产危害更大；制造荧光灯、紫外光灯、电影放映灯、水银真空泵、汞弧整流器等；化学工业中，汞作为生产汞化合物的原料或作为催化剂，如食盐电解用汞阴极制造氯气、烧碱等；以汞齐方式提取金银等贵金属以及镀金、镏金等；生产含汞的防腐剂、杀菌剂、除草剂、灭藻剂等。

生产中汞通过呼吸道进入人体，也可经破损或溃烂的皮肤进入人体，消化道吸收较少。汞盐易被消化道吸收。

二、汞对人体的危害性

（一）急性汞中毒

短时间内大量吸入高浓度的热汞蒸气几小时后发病，起病急骤，多数表现为发热、口腔牙龈炎，多数有胃肠症状。呼吸系统早期表现为气急、咳嗽、多痰，继而发生化学性肺炎。

（二）慢性汞中毒

由于长期吸入金属汞蒸气引起，最先出现一般性神经衰弱症状，如轻度头昏、头痛、健忘、多梦等，部分病例可有心悸、多汗等植物神经系统紊乱现象。病情发展到一定程度时，出现三大典型表现：易兴奋症、意向性震颤、口腔炎。

1. 易兴奋症：即慢性汞中毒的精神症状，性格与情绪都发生明显改变。易兴奋症的表现多种多样，如易紧张、激动、发怒而自已不能控制，对过去爱好的事物失去兴趣，多疑，不能合群而喜清静独居、胆怯、怕羞、怕见人，爱哭爱笑等。

2. 意向性震颤：症状以手指及手部震颤最为突出，舌尖、眼睑也有明显震颤。早期为细小震颤，病情加重时表现为抖动式震颤，严重者手腕、前臂甚至两脚、小腿也有震颤。特点是意向性，即震颤开始于动作时，在动作过程中加重，动作完成后震颤停止。

3. 口腔炎：主要见于病情较急较重的患者。中毒早期主要症状是口中金属味与唾液增多。检查可见齿龈肿胀，易渗血，齿龈汞线，舌肿胀而有"齿印"。病情严重及病程长者，牙齿松动并易脱落。

4. 肾脏损害：汞主要损害肾近曲小管，但不一定有自觉症状。尿检验时，除尿汞增加外，可见到尿蛋白。

三、汞作业人员的职业健康监护

（一）上岗前职业健康检查

1. 检查对象：拟录用的从事接触生产性汞或其无机化合物的人员、转岗拟接触人员。

2. 检查目的：发现职业禁忌证，包括中枢神经系统器质性疾病、已确诊并仍需要医学监护的精神障碍性疾病、慢性肾脏疾病。

3. 检查内容：一是症状询问，重点询问神经精神症状、肾脏病史及相关症状，如头痛、头晕、乏力、失眠、多梦、记忆力减退、多汗等；二是体格检查，包括内科常规检查、口腔科常规检查（重点检查口腔黏膜、牙龈）、神经系统常规检查及共济运动检查；三是实验室和其他检查：必检项目包括血常规、尿常规、心电图、血清 ALT，选检项目包括尿汞、尿 β_2-微球蛋白或尿 α_1-微球蛋白、尿视黄醇结合蛋白。

（二）在岗期间职业健康检查

1. 检查对象：所有职业性接触汞或其无机化合物的在岗人员。

2. 检查目的：早期发现职业病（职业性慢性汞中毒）、疑似职业病、职业禁忌证（同上岗前职业健康检查）。

3. 检查内容：一是症状询问，重点询问神经精神症状，如头痛、头晕、乏力、失眠、烦躁、多梦、记忆力减退、易激动、多汗等；二是体格检查，包括内科常规检查、神经系统常规检查、共济运动检查及震颤（眼睑、舌、手指震颤）、口腔科常规检查（重点检查口腔及牙龈炎症）；三是实验室和其他检查，必检项目包括血常规、尿常规、心电图、尿汞、尿 β_2-微球蛋白或 α_1-微球蛋白，选检项目有尿视黄醇结合蛋白、肾脏浓缩功能试验。

4. 健康检查周期：根据作业场所有毒作业分级确定，作业场所有毒作业分级Ⅱ级及以上的，1 年 1 次；作业场所有毒作业分级Ⅰ级的，2 年 1 次。

（三）应急职业健康检查

1. 检查对象：短时间大量吸入者，立即进行。

2. 检查目的：及时发现职业病（职业性急性汞中毒）。

3. 检查内容：一是症状询问，重点询问短时间内吸入高浓度汞蒸气的职业接触史及发热、头晕、头痛、震颤、流涎、口腔溃疡、牙龈肿胀、恶心、呕吐、腹痛、腹泻、咳嗽、气急、胸闷等症状；二是体格检查，包括内科常规检查，神经系统常规检查，运动功能、病理反射检查，口腔科常规检查（重点检查口腔黏膜、牙龈）；三是实验室和其他检查，必检项目包括血常规、尿常规、心电图、肾功能、X 射线高千伏胸片、血氧饱和度、尿汞，选检项目有尿 β_2-微球蛋白、尿蛋白定量、脑电图、头颅 CT 或 MRI。

（四）离岗时职业健康检查

1. 检查对象：接触职业病危害的辞职人员、退休人员、内部转岗脱离接触人员。

2. 检查目的：发现职业病（职业性慢性汞中毒）。

3. 检查内容：同在岗期间职业健康检查。

4. 检查时间：一般是脱离岗位前，如最后一次在岗期间的健康检查在离岗前90天内，可视为离岗体检。

四、工人在职业健康检查中的注意事项

（一）体检前一天要注意休息，避免剧烈运动和情绪激动，保证充足睡眠，不要吃对肝、肾功能有损害的药物，以免影响体检结果。

（二）体检前8小时应禁食、禁水。

（三）体检者要如实回答体检医生的询问，如实填写职业史和职业病危害接触史。

（四）尿液采集时应留取新鲜尿液，避免经血、白带、粪便、精液、阴道分泌物污染尿液；此外，还要避免烟灰等异物污染尿液。

（五）静脉抽血后，需按压针头穿刺点3~5分钟，防止形成血肿。

（六）进行心电图检查要安静平卧，肌肉放松，避免精神紧张造成心率异常；不要在走远路、爬楼、劳动或运动后进行检查；应穿容易穿脱的宽松衣服，女性不要穿着连衣裙，以免给心电图检查带来不便；将手表摘下，手机、钥匙、刀具等取出，防止干扰心电图；测试时不要与医生交流，也不要移动，以免影响检查结果。

（七）脑电图检查前清洗头部。

（八）口腔检查前要做好口腔清洁，不要吃有特殊气味的食品。

第四节　接触锰及其无机化合物
作业人员的职业健康监护

一、接触锰的作业

锰矿的开采与锰合金冶炼，以及矿山开采、爆破、粉碎、筛选、运输等过程中会接触锰矿粉尘；锰合金特别是锰铁合金的生产，是工人接触锰的重要途径；在干电池制造过程中，工人会接触二氧化锰；电焊条制造和使用，特别是电焊工在长期作业工程中会接触过量的锰；高锰酸钾的制造和使用会接触锰；在玻璃制造，纺织业，油漆、燃料和陶瓷制造中，均可能使用锰或其无机化合物。

生产过程中，锰及其化合物通过烟（尘）形式经呼吸道进入人体。

二、锰对人体的危害性

慢性锰中毒一般在接触锰的烟（尘）3～5年或更长时间后发病。慢性锰中毒早期症状有头晕、头痛、肢体酸痛、下肢无力和沉重、多汗、心悸和情绪改变。随着病情发展，出现肌张力增高、手指震颤、腱反射亢进、对周围事物缺乏兴趣和情绪不稳定。后期出现典型的震颤麻痹综合征，有四肢肌张力增高和静止性震颤、言语障碍、步态困难等；重者可有闭目难立、言语障碍、步态异常、后退困难等运动障碍，以及感情淡漠、反应迟钝、不自主哭笑、强迫观念、冲动行为等。

急性锰中毒常由口服高锰酸钾溶液引起，症状为口腔黏膜糜烂、恶心、呕吐、胃部疼痛；误服浓度为3%～5%的高锰酸钾溶液，可发生胃肠道黏膜坏死，引起腹痛、便血甚至休克。5～19 g

锰可致命。

在通风不良条件下进行电焊，会吸入大量氧化锰烟雾，可发生咽痛、咳嗽、气急，并骤发寒战和高热（金属烟热）。

生产过程中，接触锰及其化合物可引起慢性锰中毒，脱离接触后仍可能发病或病情变化。因此，锰及其化合物作业的职业健康监护除包括上岗前、在岗期间、离岗时体检外，还要进行离岗后体检。

三、锰作业人员的职业健康监护

（一）上岗前职业健康检查

1. 检查对象：拟录用的从事接触生产性锰尘（烟）、锰化合物的人员，转岗拟接触人员。

2. 检查目的：发现职业禁忌证，包括中枢神经系统器质性疾病、已确诊并仍需要医学监护的精神障碍性疾病。

3. 检查内容：一是症状询问，重点询问神经精神病史及症状，如头晕、疲乏、睡眠障碍、健忘、错觉、幻觉、抑郁或躁狂等；二是体格检查，包括内科常规检查、神经系统常规检查、四肢肌力检查、肌张力检查；三是实验室和其他检查，必检项目包括血常规、尿常规、心电图、血清 ALT，选检项目有血尿锰、脑电图。

（二）在岗期间职业健康检查

1. 检查对象：所有职业性接触锰及其化合物的人员。

2. 检查目的：早期发现职业病（职业性慢性锰中毒）、疑似职业病病人、职业禁忌证（同上岗前职业健康检查）。

3. 检查内容：一是症状询问，重点询问神经精神症状，如头晕、易疲乏、睡眠障碍、健忘、多汗、心悸、肢体震颤、感情淡漠、性格改变、不自主哭笑等；二是体格检查，包括内科常规检查、神经系统常规检查、运动功能检查、语速、面部表情等；三是实验室和其他检查，必检项目有血常规、尿常规、心电图、血清ALT，选检项目有脑电图、头颅 CT 或 MRI、尿锰。

4. 健康检查周期：1 年 1 次。

（三）离岗时职业健康检查

1. 检查对象：包括职业接触锰及其化合物的辞职人员、退休人员、内部转岗脱离接触人员。

2. 检查目的：早期发现职业病（职业性慢性锰中毒）。

3. 检查内容：同在岗期间职业健康检查。

4. 检查时间：一般是脱离岗位前，如最后一次在岗期间的健康检查在离岗前 90 天内，可视为离岗体检。

（四）离岗后职业健康检查（推荐性）

1. 检查对象：已经脱离接触锰及其无机化合物的作业人员。

2. 检查目的：早期发现职业病（职业性慢性锰中毒）。

3. 检查内容：同在岗期间职业健康检查。

4. 检查时间：接触锰及其无机化合物工龄在 10 年（含 10 年）以下者，随访 6 年；接触工龄超过 10 年者，随访 12 年，检查周期均为 3 年 1 次；接触锰工龄小于 5 年且工作场所空气中锰浓度符合国家卫生标准者，可以不随访。

四、工人在职业健康检查中应注意以下事项

（一）体检前一天要注意休息，避免剧烈运动和情绪激动，保证充足睡眠，不要吃对肝、肾功能有损害的药物，以免影响体检结果。

（二）体检前 8 小时应禁食、禁水。

（三）体检者要如实回答体检医生的询问，如实填写职业史和职业病危害接触史。

（四）尿液采集时应留取新鲜尿液，避免经血、白带、粪便、

精液、阴道分泌物污染尿液;此外,还要避免烟灰等异物污染尿液。

(五)静脉抽血后,需按压针头穿刺点3~5分钟,防止形成血肿。

(六)进行心电图检查要安静平卧,肌肉放松,避免精神紧张造成心率异常;不要在走远路、爬楼、劳动或运动后进行检查;应穿容易穿脱的宽松衣服,女性不要穿着连衣裙,以免给心电图检查带来不便;将手表摘下,手机、钥匙、刀具等取出,防止干扰心电图;测试时不要与医生交流,也不要移动,以免影响检查结果。

(七)脑电图检查前一天清洗头部。

第五节 接触镉及其无机化合物 作业人员的职业健康监护

一、职业接触

镉是银白色有光泽的金属,熔点320.9℃,沸点765℃,密度8.650 kg/cm^3,有韧性和延展性。镉在潮湿空气中缓慢氧化并失去金属光泽,加热时表面形成棕色的氧化物层;若加热至沸点以上,则会产生氧化镉烟雾。高温下,镉与卤素剧烈反应形成卤化镉,也可与硫直接化合,生成硫化镉。工人在镉化物制取、荧光粉制取、制造合金、镀镉,制造(黄色)颜料、塑料稳定剂、(电视映像管)荧光粉、杀虫剂、杀菌剂、油漆,有色金属冶炼,镍—镉和银—镉、锂—镉电池制造等作业中,可不同程度接触镉。

镉及其化合物可经呼吸道和消化道进入人体。

二、镉及其无机化合物对人体损害的表现

（一）急性中毒

急性镉中毒系吸入镉及其无机化合物所致，先表现为上呼吸道黏膜刺激症状，脱离接触后，上述症状减轻。经 4～10 小时的潜伏期，出现咳嗽、胸闷、头晕、恶心，伴有寒战及背部、四肢肌肉和关节酸痛；胸部 X 射线检查有片状阴影和肺纹理增粗，严重时可出现肺水肿和心力衰竭。

口服镉化合物引起中毒的临床表现酷似急性胃肠炎，有恶心、呕吐、腹痛、腹泻、全身酸痛、无力、发热等症状。

（二）慢性中毒

慢性镉中毒的早期肾脏损害表现为尿中出现低分子蛋白，还可出现葡萄糖尿、高氨基酸尿和高磷酸尿。晚期患者出现慢性肾功能衰竭。慢性镉中毒肺部表现为慢性进行性阻塞性肺气肿，最终导致肺功能减退。慢性镉中毒患者常伴有骨骼损害、骨质疏松、背部及四肢疼痛、牙齿黄斑、嗅觉减退或丧失、鼻黏膜溃疡和萎缩，以及食欲减退、恶心、体重减轻和高血压等症状。

三、接触镉及其无机化合物作业人员的职业健康监护

（一）上岗前职业健康检查

1. 检查对象：拟录用的从事接触生产性镉及其无机化合物的人员、转岗拟接触人员。

2. 检查目的：发现职业禁忌证，包括慢性肾脏疾病、骨质疏松症。

3. 检查内容：一是症状询问，重点询问有关肾脏疾病、骨质疏松症及高血压的病史及相关症状；二是体格检查，包括内科常规检查；三是实验室和其他检查，必检项目包括血常规、尿常规、心

电图、血清 ALT、肝肾 B 超、X 射线高千伏胸片、肺功能，选检项目有尿 β_2-微球蛋白或尿视黄醇结合蛋白、骨密度。

（二）在岗期间职业健康检查

1. 检查对象：所有职业性接触镉及其无机化合物的人员。

2. 检查目的：早期发现职业病（职业性慢性镉中毒）、疑似职业病、职业禁忌证（慢性肾脏疾病、骨质疏松症）。

3. 检查内容：一是症状询问，重点询问有无头晕、乏力、咳嗽、气短、腰背及肢体疼痛等症状；二是体格检查，主要包括内科常规检查；三是实验室和其他检查，必检项目包括血常规、尿常规、尿镉、尿 β_2-微球蛋白或尿视黄醇结合蛋白、X 射线高千伏胸片、肺功能，选检项目有骨密度、肝肾 B 超。

4. 健康检查周期：1 年体检 1 次。

（三）应急职业健康检查

1. 检查对象：对于短时间大量接触者或较大量接触者，需要立即进行应急体检，必要时需住院观察。

2. 检查目的：及时发现职业病，包括职业性急性镉中毒、金属烟热。

3. 检查内容：一是症状询问，重点询问短时间内吸入高浓度氧化镉烟、尘的职业接触史，以及头晕、头痛、乏力、胸闷、四肢酸痛、寒战、发热、咳嗽、咳痰、发绀、呼吸困难等症状；二是体格检查，包括内科常规检查，重点检查呼吸系统；三是实验室及其他检查，必检项目有血常规、尿常规、心电图、肝功能、血氧饱和度、X 射线高千伏胸片、血镉，选检项目有肺功能、血气分析。

（四）离岗时职业健康检查

1. 检查对象：包括职业性接触镉及其无机化合物的辞职人员、退休人员、内部转岗脱离接触人员。

2. 检查目的：早期发现职业病（职业性慢性镉中毒）。

3. 检查内容：同在岗期间职业健康检查。

4. 检查时间：一般是脱离岗位前，如最后一次在岗期间的健康检查在离岗前 90 天内，可视为离岗体检。

（五）离岗后职业健康检查（推荐性）

1. 检查对象：离岗时健康检查尿镉>5 μmol/mol 肌酐的镉作业工人。

2. 检查目的：早期发现职业病（职业性慢性镉中毒）。

3. 检查内容：同在岗期间。

4. 检查时间：尿镉大于 5 μmol/mol 肌酐者，随访 3 年；尿镉大于 10 μmol/mol 肌酐者，随访 6 年；检查周期均为 1 年 1 次。随访中尿镉小于等于 5 μmol/mol 肌酐者，可终止随访。

四、工人在职业健康检查中的注意事项

（一）体检前一天要注意休息，避免剧烈运动和情绪激动，保证充足睡眠，不要吃对肝、肾功能有损害的药物，以免影响体检结果。

（二）体检前 8 小时应禁食、禁水。

（三）体检者要如实回答体检医生的询问，如实填写职业史和职业病危害接触史。

（四）体检前要洗澡；尿液采集时应留取新鲜尿液，晨尿最好；避免经血、白带、粪便、精液、阴道分泌物污染尿液；此外，还要避免烟灰等异物污染尿液。

（五）静脉抽血后，需按压针头穿刺点 3~5 分钟，防止形成血肿。

（六）心电图检查要安静平卧，肌肉放松，避免精神紧张造成心率异常；不要在走远路、爬楼、劳动或运动后进行检查；应穿容易穿脱的宽松衣服，女性不要穿着连衣裙，以免给心电图检查带来

不便；将手表摘下，手机、钥匙、刀具等取出，防止干扰心电图；测试时不要与医生交流，也不要移动，以免影响检查结果。

（七）做胸部 X 射线检查时，勿穿戴有金属的衣服和饰品；在医生指导下，胸壁紧贴摄影架，双脚自然分开，双臂尽力内旋，充分吸气后屏气状态进行摄影。怀孕期间尽量不要进行 X 射线检查，必须要检查的，要告知医生，做好腹部防护工作。

（八）进行肺功能检查时，在医生指导下，平静呼吸 3～5 次后，尽最大努力深吸气到不能再吸气为止，然后以最快的速度、最大的力气把气吹进吹筒，并持续用力 4～6 秒以上。

第六节 接触铬及其无机化合物 作业人员的职业健康监护

一、接触机会

铬及其化合物主要接触机会有铬铁矿的开采冶炼，生产金属铬，制造砌筑工业炉用的耐火材料，铬酸钠、重铬酸钠、铬合金的生产和使用。铬在电镀、制革、油漆、颜料、印染、制药等行业也有广泛的应用。

铬的毒性主要来自六价铬，是国际公认的致癌金属物之一，可通过呼吸道、口腔进入人体。铬酸雾是铬酸挥发到空气中形成的液体微滴，常见于镀铬作业电镀槽周围的空气中。

二、铬对人体的危害

（一）对人皮肤的损害

可引起铬性皮肤溃疡（铬疮）、铬性皮炎及湿疹。

1. 铬性皮肤溃疡（铬疮）：铬化合物并不损伤完整的皮肤，但当皮肤擦伤且接触铬化合物时，即可对皮肤产生伤害。铬疮主要发生于手、臂及足部，但只要皮肤发生破损，不管任何部位，均可发生。指甲根部容易积留脏物，皮肤也最易破损，因此也易形成铬疮。形成铬疮前，皮肤最初出现红肿，有瘙痒感，不及时治疗可侵入皮肤深处。溃疡上盖有分泌物的硬痂，四周部隆起，中央深而充满腐肉，边缘明显，呈灰红色，局部疼痛，溃疡部呈倒锥形，若忽视治疗，溃疡可进一步发展至骨部，剧烈疼痛，愈合甚慢。

2. 铬性皮炎及湿疹：接触六价铬也可发生铬性皮炎及湿疹，患处皮肤瘙痒并形成水泡；皮肤过敏者接触铬污染物数天后即可发生皮炎，铬过敏期长达 3～6 月。湿疹常发生于暴露部位。

（二）对呼吸道和肺脏的损害

1. 铬性鼻炎：接触铬盐常见的呼吸道职业病是铬性鼻炎，该病早期症状为鼻黏膜充血，肿胀、鼻腔干燥、搔痒、出血，嗅觉减退，黏液分泌增多，常打喷嚏等，继而发生鼻中隔溃疡，甚至鼻中隔穿孔。铬酸雾对呼吸道有刺激和腐蚀作用，引起鼻炎、咽炎、支气管炎等。

2. 肺脏损害：六价铬化合物有致癌性，会造成肺癌。

（三）对眼及耳的损害

眼皮及角膜接触铬化合物可能引起刺激及溃疡，症状为眼球结膜充血、有异物感、流泪刺痛、视力减弱，严重时可导致角膜上皮脱落。

（四）对消化道损害

误食入六价铬化合物，可引起口腔黏膜增厚、水肿，反胃呕吐，呕吐物有时带血，剧烈腹痛，肝肿大，严重时使循环衰竭，失去知觉，甚至死亡。

（五）全身中毒

此种情况甚少，有头痛消瘦、肠胃失调、肝功能衰竭、肾脏损伤、单接血球增多、血钙增多及血磷增多等表现。

三、铬及其无机化合物作业人员的职业健康监护

（一）上岗前职业健康检查

1. 检查对象：拟录用的从事接触生产性铬或其无机化合物的人员、转岗拟接触人员。

2. 检查目的：发现职业禁忌证，包括慢性皮肤溃疡、萎缩性鼻炎。

3. 检查内容：一是症状询问，重点询问鼻腔、皮肤疾病史；二是体格检查，包括内科常规检查、皮肤科常规检查；三是实验室和其他检查，必检项目包括血常规、尿常规、心电图、血清 ALT、X 射线高千伏胸片，选检项目有肺功能。

（二）在岗期间职业健康检查

1. 检查对象：所有职业性接触铬或其无机化合物的人员。

2. 检查目的：早期发现职业病（职业性铬鼻病、职业性铬溃疡、职业性铬所致皮炎、职业性铬酸盐制造业工人肺癌）、疑似职业病病人、职业禁忌证（同上岗前职业健康检查）。

3. 检查内容：一是症状询问，重点询问咳嗽、咳痰、咯血、胸痛等呼吸系统症状，以及耳鼻喉、皮肤疾病史及相关症状；二是体格检查，检查内容同上岗前职业健康检查；三是实验室和其他检查，必检项目包括血常规、尿常规、X 射线高千伏胸片，选检项目有心电图、抗原特异性 IgE 抗体、胸部 CT、变应原皮肤斑贴试验、肺功能。

4. 健康检查周期：1 年 1 次。

（三）离岗时职业健康检查

1. 检查对象：包括职业性接触铬及其无机化合物的辞职人员、退休人员、内部转岗脱离接触人员。

2. 检查目的：早期发现职业病（职业性铬鼻病、职业性铬溃疡、职业性铬所致皮炎、职业性铬酸盐制造业工人肺癌）。

3. 检查内容：同在岗期间职业健康检查。

4. 检查时间：一般是脱离岗位前，如最后一次在岗期间的健康检查在离岗前 90 天内，可视为离岗体检。

（四）离岗后职业健康检查（推荐性）

1. 检查对象：针对脱离铬酸盐制造业工人。

2. 检查目的：早期发现职业病（职业性铬酸盐制造业工人肺癌）。

3. 检查内容：一是症状询问，同在岗期间职业健康检查；二是体格检查，同在岗期间职业健康检查；三是实验室和其他检查，必检项目包括血常规、心电图、肺功能、X 射线高千伏胸片，选检项目有胸部 CT。

4. 检查时间：随访 10 年，2 年 1 次。

四、工人在职业健康检查中的注意事项

（一）体检前一天要注意休息，避免剧烈运动和情绪激动，保证充足睡眠，不要吃对肝、肾功能有损害的药物，以免影响体检结果。

（二）体检前 8 小时应禁食、禁水。

（三）体检者要如实回答体检医生的询问，如实填写职业史和职业病危害接触史。

（四）尿液采集时应留取新鲜尿液，避免经血、白带、粪便、精液、阴道分泌物污染，还要避免烟灰等异物污染。

（五）静脉抽血后，需按压针头穿刺点 3～5 分钟，防止形成血肿。

（六）心电图检查要安静平卧，肌肉放松，避免精神紧张造成

心率异常；不要在走远路、爬楼、劳动或运动后进行检查；应穿容易穿脱的宽松衣服，女性不要穿着连衣裙，以免给心电图检查带来不便；将手表摘下，手机、钥匙、刀具等取出，防止干扰心电图；测试时不要与医生交流，也不要移动，以免影响检查结果。

（七）做胸部 X 射线检查时，勿穿戴有金属的衣服和饰品；在医生指导下，胸壁紧贴摄影架，双脚自然分开，双臂尽力内旋，充分吸气后屏气状态进行摄影。怀孕期间尽量不要进行 X 射线检查，必须要检查的，要告知医生，做好腹部防护工作。

（八）进行肺功能检查时，在医生指导下，平静呼吸 3～5 次后，尽最大努力深吸气到不能再吸气为止，然后以最快的速度、最大的力气把气吹进吹筒，并持续用力 4～6 秒以上。

第七节 接触氧化锌作业人员的职业健康监护

一、接触机会

氧化锌，是锌的氧化物，难溶于水，可溶于酸和强碱。氧化锌是一种常用的化学添加剂，广泛地应用于塑料、金属镀锌、合成橡胶、润滑油、油漆涂料、木材防腐、药膏、黏合剂、食品、电池、阻燃剂等产品的制造中，在半导体领域的液晶显示器、薄膜晶体管、发光二极管等产品中均有应用。

氧化锌可通过呼吸道和消化道进入人体。

二、中毒的临床表现

吸入氧化锌烟尘会引起锌铸造热（金属烟热的一种），常发生在锌合金铸造过程中。如果不加防护过量吸入，经过几小时潜伏期开始发病，起始症状有口内金属味、口渴、咽干、胸闷、胸痛、咳嗽，继而食欲不振、头痛、头晕、四肢酸痛、高热恶寒，体温可达38～39℃。一般预后良好，不留后遗症。如吸入氧化锌烟雾的同时吸入了其他物质，可合并发生其他症状。

三、接触氧化锌作业人员的职业健康监护

（一）上岗前职业健康检查

1. 检查对象：拟录用的从事接触生产性氧化锌的人员、转岗拟接触人员。

2. 检查目的：发现职业禁忌证（未控制的甲状腺功能亢进症）。

3. 检查内容：一是症状询问，重点询问多汗、纳差、消瘦、心悸等高代谢和交感神经兴奋症状；二是体格检查，包括内科常规检查和甲状腺检查；三是实验室和其他检查，必检项目包括血常规、尿常规、心电图、血清 ALT，选检项目有血清游离甲状腺素（FT4）、血清游离三碘甲腺原氨酸（FT3）、促甲状腺激素（TSH）。

（二）在岗期间职业健康检查（推荐性）

1. 检查对象：所有职业性接触氧化锌的在岗人员。

2. 检查目的：发现职业禁忌证（甲状腺功能亢进症）。

3. 检查内容：同上岗前职业健康检查。

4. 健康检查周期：3 年体检 1 次。

（三）应急职业健康检查

1. 检查对象：对于短时间较大量接触者，需要立即进行应急体检，必要时住院观察。

2. 检查目的：及时发现职业病（金属烟热）。

3. 检查内容：一是症状询问，重点询问短时间内吸入高浓度氧化锌烟尘的职业接触史及头晕、疲倦、乏力、胸闷、气急、肌肉

痛、关节痛、发热、畏寒等临床症状；二是体格检查，包括内科常规检查；三是实验室和其他检查，必检项目包括血常规、尿常规、心电图、X 射线高千伏胸片。

四、工人在职业健康检查中的注意事项

（一）体检前一天要注意休息，避免剧烈运动和情绪激动，保证充足睡眠，不要吃对肝、肾功能有损害的药物，以免影响体检结果。

（二）体检前 8 小时应禁食、禁水。

（三）体检者要如实回答体检医生的询问，如实填写职业史和职业病危害接触史。

（四）体检前要洗澡；尿液采集应留取新鲜尿液，晨尿最好，避免经血、白带、粪便、精液、阴道分泌物污染，还要避免烟灰等异物污染。

（五）静脉抽血后，需按压针头穿刺点 3~5 分钟，防止形成血肿。

（六）心电图检查时要安静平卧，肌肉放松，避免精神紧张造成心率异常；不要在走远路、爬楼、劳动或运动后进行检查；应穿容易穿脱的宽松衣服，女性不要穿着连衣裙，以免给心电图检查带来不便；将手表摘下，手机、钥匙、刀具等取出，防止干扰心电图；测试时不要与医生交流，也不要移动，以免影响检查结果。

（七）做胸部 X 射线检查时，勿穿戴有金属的衣服和饰品；在医生指导下，胸壁紧贴摄影架，双脚自然分开，双臂尽力内旋，充分吸气后以屏气状态进行摄影。怀孕期间尽量不要进行 X 射线检查，必须要检查的，要告知医生，做好腹部防护工作。

第八节　接触钡化合物作业人员的职业健康监护

一、接触机会

自然界中含有钡的矿物主要为硫酸钡和碳酸钡，钡矿开采、冶炼、制备和使用钡化合物可接触到钡。锌钡白制造使用硫酸钡、X射线检查的造影剂制造使用硫酸钡、镀件钝化、球墨铸管、钢材淬火使用金属钡。碳酸钡用作杀鼠剂。硫酸钡还用于纺织、橡胶水泥充填料。钡盐还是常用化学试剂。金属钡基本无毒，钡盐毒性与其水溶性大小有关，可溶性钡盐（如氯化钡、醋酸钡、硝酸钡）毒性很大。氯化钡用于电子、仪表、金属处理、织物染色；硝酸钡用于焰火制造、陶瓷釉制造、医药生产；醋酸钡用于染料制造。可通过呼吸道和消化道进入人体。

二、中毒的临床表现

钡化合物具有局部刺激和全身性毒作用。

（一）急性中毒

多为误服或意外事故所致。短时间吸收大量钡化合物后，多数经过半小时至几小时潜伏期发病，表现为头晕、头痛、全身无力及肢体麻木。钡化合物口服中毒有恶心、呕吐、腹痛、腹泻等胃肠道症状；吸入中毒则有咽痛、咽咳嗽、气短症状；重者有进行性麻痹，表现为肌肉力量减弱、站立不稳、持物困难，可发展为瘫痪，呼吸肌麻痹可危及生命。

（二）慢性影响

钡盐可引起呼吸道及眼结膜的刺激症状，表现为口腔黏膜糜烂、鼻炎、咽炎、结膜炎。

三、接触钡化合物（硝酸钡、氯化钡、醋酸钡）作业人员的职业健康监护

（一）上岗前职业健康检查

1. 检查对象：拟录用的从事接触生产性钡化合物的人员和转岗拟接触人员。

2. 检查目的：发现职业禁忌证，包括钾代谢障碍和慢性器质性心脏病。

3. 检查内容：一是症状询问，重点询问有无周期性麻痹、进行性肌营养不良等钾代谢障碍疾病；二是体格检查，包括内科常规检查、神经系统常规检查及肌力、肌张力检查；三是实验室和其他检查，必检项目包括血常规、尿常规、心电图、血清 ALT、血钾，选检项目有心肌酶谱、肌钙蛋白。

（二）在岗期间职业健康检查（推荐性）

1. 检查对象：所有职业性接触钡化合物的人员。

2. 检查目的：早期发现职业禁忌证，包括钾代谢障碍和慢性器质性心脏病。

3. 检查内容：同上岗前职业健康检查。

4. 健康检查周期：3 年体检 1 次。

（三）应急职业健康检查

1. 检查对象：对于短时间较大量接触者，需要立即进行应急体检，必要时住院观察。

2. 检查目的：及时发现职业病（职业性急性钡中毒）。

3. 检查内容：一是症状询问：重点询问短期内较大量钡化合物的职业性接触史及乏力、咽干、恶心，胸闷、心悸，腹痛、腹泻等症状；二是体格检查，包括内科常规检查（重点检查心脏）、神

经系统常规检查及肌力、肌张力检查；三是实验室和其他检查，必检项目包括血常规、尿常规、心电图、心肌酶谱、肌钙蛋白、血钾。

四、工人在职业健康检查中的注意事项

（一）体检前一天要注意休息，避免剧烈运动和情绪激动，保证充足睡眠，不要吃对肝、肾功能有损害的药物，以免影响体检结果。

（二）体检前 8 小时应禁食、禁水。

（三）体检者要如实回答体检医生的询问，如实填写职业史和职业病危害接触史。

（四）体检前要洗澡；尿液采集应留取新鲜尿液，晨尿最好，避免经血、白带、粪便、精液、阴道分泌物污染，还要避免烟灰等异物污染。

（五）静脉抽血后，需按压针头穿刺点 3～5 分钟，防止形成血肿。

（六）心电图检查时请不要紧张，安静平卧，肌肉放松，避免精神紧张造成心率异常；不要在走远路、爬楼、劳动或运动后进行检查；应穿容易穿脱的宽松衣服，女性不要穿着连衣裙，以免给心电图检查带来不便；将手表摘下，手机、钥匙、刀具等取出，防止干扰心电图；测试时不要与医生交流，也不要移动，以免影响检查结果。

第九节　接触三烷基锡作业人员的职业健康监护

一、接触机会

三烷基锡，油状液体或固体，易挥发，易溶于有机溶剂，具有

杀菌作用，如氟化三丁基锡、三苯基醋酸锡在农业上用作杀真菌剂。氯化三乙基锡在工业上用作电缆、油漆、造纸、木材的防腐剂。在三乙基锡生产和使用过程中，可因设备泄漏而造成大量接触，引起急性中毒。

三烷基锡可通过呼吸道、消化道、皮肤进入人体。

二、中毒的临床表现

（一）急性中毒

三甲基锡急性中毒潜伏期一般为1~5天，早期可表现为头痛、头晕等症状，以边缘系统和小脑功能受损为主要表现。边缘系统受损时，可出现明显的耳鸣、听力下降、攻击行为、多语、易激动、定向障碍、食欲亢进、性功能障碍；小脑受损时，主要表现为眼球震颤等。

三乙基锡急性中毒有流泪、鼻咽部不适等症状，还有头痛、精神萎靡、头晕、乏力、多汗、恶心、呕吐、食欲减退及心动过缓等表现，严重者甚至昏迷抽搐、呼吸停止。三乙基锡可引起眼底充血水肿和皮肤接触性皮炎。

（二）慢性中毒

三烷基锡慢性中毒症状表现为头晕、头痛、乏力、食欲下降等。

三、接触三烷基锡作业人员的职业健康监护

（一）上岗前职业健康检查

1. 检查对象：拟录用的从事接触生产性三烷基锡的人员和转岗拟接触人员。

2. 检查目的：发现职业禁忌证，包括中枢神经系统器质性疾病和钾代谢障碍。

3. 检查内容：一是症状询问，重点询问有无周期性麻痹、进行性肌营养不良等钾代谢障碍疾病、神经精神病史及症状，如头痛、头晕、乏力、失眠、心悸、烦躁、多梦、记忆力减退等；二是体格检查，包括内科常规检查、皮肤科常规检查、神经系统常规检查；三是实验室和其他检查，必检项目包括血常规、尿常规、心电图、肝功能、血清电解质，选检项目有肝脾 B 超。

（二）在岗期间职业健康检查（推荐性）

1. 检查对象：所有职业性接触三烷基锡的在岗人员。

2. 检查目的：早期发现职业禁忌证，包括中枢神经系统器质性疾病和钾代谢障碍。

3. 检查内容：同上岗前职业健康检查。

4. 健康检查周期：3 年体检 1 次。

（三）应急职业健康检查

1. 检查对象：对于短时间较大量接触者，需要立即进行应急体检，必要时住院观察。

2. 检查目的：及时发现职业病（职业性急性三烷基锡中毒）。

3. 检查内容：一是症状询问，重点询问短期内接触较大量三烷基锡的职业性接触史及头痛、头晕、乏力、恶心、呕吐、步态不稳、视物模糊、失眠、心悸、焦虑、烦躁、多梦、记忆力减退、易激动等症状；二是体格检查，包括内科常规检查，神经系统常规检查，运动功能、病理反射检查和眼底检查；三是实验室和其他检查，必检项目包括血常规、尿常规、心电图、肝功能、血清电解质、肝脾 B 超、尿锡，选检项目有头颅 CT 或 MRI、脑电图。

四、工人在职业健康检查中的注意事项

（一）体检前一天要注意休息，避免剧烈运动和情绪激动，保

证充足睡眠，不要吃对肝、肾功能有损害的药物，以免影响体检结果。

（二）体检前 8 小时应禁食、禁水。

（三）体检者要如实回答体检医生的询问，如实填写职业史和职业病危害接触史。

（四）体检前要洗澡；尿液采集应留取新鲜尿液，晨尿最好，避免经血、白带、粪便、精液、阴道分泌物污染，还要避免烟灰等异物污染。

（五）静脉抽血后，需按压针头穿刺点 3～5 分钟，防止形成血肿。

（六）心电图检查时要安静平卧，肌肉放松，避免精神紧张造成心率异常；不要在走远路、爬楼、劳动或运动后进行检查；应穿容易穿脱的宽松衣服，女性不要穿着连衣裙，以免给心电图检查带来不便；将手表摘下，手机、钥匙、刀具等取出，防止干扰心电图；测试时不要与医生交流，也不要移动，以免影响您的检查结果。

（七）眼底检查前，应保证充分的休息，避免过度用眼，女性不做眼部化妆。

（八）做脑电图前需清洗头部。

第十节　接触铊及其无机化合物作业人员的职业健康监护

一、接触机会

铊用于制造光电管、合金、颜料、染料、玻璃纸、焰火等；硫酸铊可制造杀虫剂；铁矿、锌矿、铜矿中可伴生铊；铊冶炼及铁、锌、铜冶炼可接触铊。

铊蒸气和烟尘可通过呼吸道进入人体，可溶性铊盐可经胃肠道和皮肤被人体吸收。

二、中毒的临床表现

（一）急性中毒

短时间大量吸入，3～5 天后出现多发性颅神经和周围神经损害，表现为视力减退、视神经炎、下肢无力、足底和足脚趾疼痛，出现感觉障碍及上行性肌麻痹；中枢神经损害严重者可发生中毒性脑病，脱发为其特异表现，包括头发和体毛；皮肤出现皮疹，指（趾）甲有白色横纹，可有肝、肾损害。口服出现恶心、呕吐、腹部绞痛、厌食等症状。

（二）慢性中毒

起病缓慢，早期表现为头痛、头晕、思睡、失眠、多梦、记忆差、无力等神经衰弱综合征；随后出现脱发、皮肤干燥，伴有疲劳和虚弱感；可有周围神经病、双下肢麻木、球后视神经炎、视神经萎缩、视力下降等。

三、接触铊及其化合物作业人员的职业健康监护

（一）上岗前职业健康检查

1. 检查对象：拟录用的从事接触生产性铊及其无机化合物的人员和转岗拟接触人员。

2. 检查目的：发现职业禁忌证，包括多发性周围神经病、视神经病或视网膜病。

3. 检查内容：一是症状询问，重点询问神经系统症状和眼科病史及症状，如头痛、头晕、失眠、记忆力减退、乏力、毛发脱落、色弱、色盲等；二是体格检查，包括内科常规检查，神经系

统常规检查及肌力、共济运动检查，眼科常规检查及辨色力、眼底检查；三是实验室和其他检查，必检项目包括血常规、尿常规、心电图、肝功能，选检项目有视野、神经-肌电图、尿铊、肝脾 B 超。

（二）在岗期间职业健康检查

1. 检查对象：所有职业性接触铊及其化合物的人员。

2. 检查目的：早期发现职业病（职业性慢性铊中毒）、疑似职业病病人、职业禁忌证（多发性周围神经病和视神经病或视网膜病）。

3. 检查内容：一是症状询问，重点询问有无脱发、头痛、头晕、失眠、记忆力减退、乏力、四肢发麻，足趾、足底和足跟疼痛，视力减退等症状；二是体格检查，包括内科常规检查，神经系统常规检查及肌力、共济运动检查，眼科常规检查及辨色力、眼底检查；三是实验室和其他检查，必检项目包括血常规、尿常规、心电图、肝功能、肝脾 B 超、尿铊，选检项目有视野检查、神经-肌电图。

4. 健康检查周期：1 年 1 次。

（三）应急职业健康检查

1. 检查对象：对于短时间较大量接触者，需要立即进行应急体检，必要时住院观察。

2. 检查目的：及时发现职业病（职业性急性铊中毒）。

3. 检查内容：一是症状询问，重点询问短期内大量高浓度含铊烟尘、蒸气的职业性接触史及头晕、头痛、乏力、呕吐、腹痛、咽部烧灼感、四肢麻木、足趾疼痛、足底和足跟疼痛、视力减退等症状；二是体格检查，包括内科常规检查，神经系统常规检查及肌力、肌张力、共济运动检查，皮肤科常规检查及皮肤附件检查，如胡须、腋毛、阴毛、眉毛，指（趾）甲米氏线等；三是实验室和其他检查，必检项目包括血常规、尿常规、心电图、肝功能、肝脾 B 超、尿铊，选检项目有神经-肌电图。

（四）离岗时职业健康检查

1. 检查对象：接触职业病危害的辞职人员、退休人员、内部转岗脱离接触人员。

2. 检查目的：早期发现职业病（职业性慢性铊中毒）。

3. 检查内容：同在岗期间职业健康检查。

4. 检查时间：脱离岗位前，如最后一次在岗期间的健康检查在离岗前 90 天内，可视为离岗体检。

四、工人在职业健康检查中的注意事项

（一）体检前一天要注意休息，避免剧烈运动和情绪激动，保证充足睡眠，不要吃对肝、肾功能有损害的药物，以免影响体检结果。

（二）体检前 8 小时应禁食、禁水。

（三）体检者要如实回答体检医生的询问，如实填写职业史和职业病危害接触史。

（四）体检前要洗澡；尿液采集应留取新鲜尿液，晨尿最好，避免经血、白带、粪便、精液、阴道分泌物污染，还要避免烟灰等异物污染。

（五）静脉抽血后，需按压针头穿刺点 3～5 分钟，防止形成血肿。

（六）心电图检查时要安静平卧，肌肉放松，以免精神紧张造成心率异常；不要在走远路、爬楼、劳动或运动后进行检查；应穿容易穿脱的宽松衣服，女性不要穿着连衣裙，以免给心电图检查带来不便；将手表摘下，手机、钥匙、刀具等取出，防止干扰心电图；测试时不要与医生交流，也不要移动，以免影响检查

结果。

（七）眼科检查前，应保证充分的休息，避免过度用眼。有屈光不正的人，应该随身携带自己的眼镜；戴角膜镜的人，检查当日应改戴框架眼镜；女性不做眼部化妆。

第五章　非金属及其化合物作业人员的职业健康监护

第一节　接触砷作业人员的职业健康监护

一、接触砷的作业

接触砷的作业主要有：冶炼和焙烧各种夹杂砷化物矿石的作业（可接触砷蒸气或三氧化二砷）；生产和使用含砷农药的作业，如砷酸铅、砷酸钙、三氧化二砷（砒霜）等；生产和使用含砷颜料（如雄黄、雌黄、巴黎绿等）的作业；制药、无线电、玻璃、毛皮工业中使用砷化物的作业；接触砷化氢的作业，如氢和砷同时存在时可产生砷化氢的作业；酸处理含砷金属制品、金属电解、蓄电池充电、检修冶炼炉等作业。

生产性职业中毒主要经呼吸道吸收引起，经皮肤吸收缓慢。

二、砷对人体的危害

（一）急性砷中毒

急性砷中毒多由误服或自杀吞服可溶性砷化合物引起，口服后10分钟至5小时内出现下列症状。

1. 急性胃肠炎表现：咽喉和食管烧灼感、恶心、呕吐、腹痛、腹泻、"米泔"样粪便（有时带血），可致失水和循环衰竭、肾功能不全等。

2. 神经系统表现：头痛、头昏、乏力、口周围麻木、全身酸痛；重症患者烦躁不安、谵妄、妄想、四肢肌肉痉挛、意识模糊以至昏迷、呼吸中枢麻痹死亡。急性中毒后 3 日至 3 周内出现迟发性多发性周围神经炎，表现为肌肉疼痛、四肢麻木、针刺样感觉异常、上下肢无力，症状由肢体远端向近端呈对称性发展，以后感觉减退或消失；重症患者有垂足、垂腕，伴肌肉萎缩、跟腱反射消失。

3. 其他脏器损害：急性吸入砷化物主要表现为咳嗽、喷嚏、胸痛、呼吸困难，甚至咽喉、喉头水肿以致窒息。消化道症状发生较晚且较轻。皮肤接触部位可有局部瘙痒和皮疹，一周后出现糠秕样脱屑，继而发生局部色素沉着、过度角化。急性中毒 40～60 天，几乎所有患者的指（趾）甲上都有白色横纹，随生长移向指（趾）尖，约 5 个月后消失。发生中毒性肝炎（肝大、肝功能异常、黄疸等）、心肌炎、肾损害、贫血、白细胞减少或增多等。

（二）慢性砷中毒

除神经衰弱症状外，突出表现为多样性皮肤损害，多发在胸背部皮肤皱褶和湿润处。皮肤干燥、粗糙，可见丘疹、疱疹、脓疱，少数人有剥脱性皮炎，日后，皮肤呈黑色或棕黑色散在的色素沉着斑。毛发有脱落，手和脚掌有角化过度或蜕皮，典型的表现是手掌的尺侧缘、手指的根部有许多小的、角样或谷粒状角化隆起，俗称"砒疔"或"砷疔"，可融合成疣状物或坏死，继发感染，形成经久不愈的溃疡，可转变为皮肤原位癌。黏膜受刺激可引起鼻咽部干燥、鼻炎、鼻出血，甚至鼻中隔穿孔；结膜炎、齿龈炎、口腔炎和结肠炎等。同时可发生慢性中毒性肝炎，极少数发展成肝硬化；骨髓造血再生不良；四肢麻木、感觉减退等周围神经损害表现。长期砷接触的人群中，肺癌发病率较高。

三、砷及其无机化合物作业人员的职业健康监护

（一）上岗前职业健康检查

1. 检查对象：拟录用的从事接触生产性砷或其无机化合物的人员和转岗拟接触人员。

2. 检查目的：发现职业禁忌证，包括慢性肝病、多发性周围神经病、严重慢性皮肤疾病。

3. 检查内容：一是症状询问，重点询问神经系统、消化系统等相关病史及症状，如头痛、头晕、失眠，四肢远端麻木、疼痛，双下肢沉重感、乏力，消化不良、肝区不适等；二是体格检查，包括内科常规检查，重点检查消化系统（如肝脏大小、硬度、肝区叩痛等），神经系统常规检查及肌力、共济运动检查，皮肤科检查（重点检查皮炎、皮肤过度角化、皮肤色素沉着）；三是实验室和其他检查，必检项目包括血常规、尿常规、心电图、肝功能，选检项目有神经-肌电图、尿砷、肝脾B超。

（二）在岗期间职业健康检查

1. 检查对象：所有职业性接触砷或其无机化合物的人员。

2. 检查目的：早期发现职业病（职业性慢性砷中毒，职业性砷所致肺癌、皮肤癌）、疑似职业病病人、职业禁忌证（同上岗前职业健康检查）。

3. 检查内容：一是症状询问，除询问上岗前检查所列症状外，重点询问呼吸系统症状，如咳嗽、咳痰、痰中带血、咯血、胸闷、呼吸困难；二是体格检查，包括内科常规检查，神经系统常规检查及肌力、共济运动检查，皮肤科检查〔皮肤科检查重点检查躯干部及四肢有无弥漫的黑色或棕褐色的色素沉着和色素脱失斑，指

（趾）甲米氏线，手、足掌皮肤过度角化及脱屑等]；三是实验室和其他检查，必检项目包括血常规、尿常规、心电图、肝功能、肝脾B超、尿砷或发砷、X射线高千伏胸片，选检项目有胸部CT、神经-肌电图。

4. 健康检查周期：肝功能检查，半年1次；作业场所有毒作业分级Ⅱ级及以上，1年1次；作业场所有毒作业分级Ⅰ级，2年1次。

（三）离岗时职业健康检查

1. 检查对象：包括职业接触砷的辞职人员、退休人员、内部转岗脱离接触人员。

2. 检查目的：早期发现职业病（职业性慢性砷中毒，职业性砷所致肺癌、皮肤癌）。

3. 检查内容：同在岗期间职业健康检查。

4. 检查时间：一般是脱离岗位前，如最后一次在岗期间的健康检查在离岗前90天内，可视为离岗体检。

（四）离岗后职业健康检查（推荐性）

1. 检查对象：针对已经脱离接触铬酸盐制造业工人。

2. 检查目的：早期发现职业病（职业性慢性砷中毒，职业性砷所致肺癌、皮肤癌）。

3. 检查内容：同在岗期间职业健康检查。

4. 检查时间：接触砷工龄在10年及以下者，随访9年；接触砷工龄在10年以上者，随访21年，随访周期为每3年1次；接触砷工龄小于5年且接触浓度符合国家职业卫生标准，可以不随访。

四、工人在职业健康检查中的注意事项

（一）体检前一天要注意休息，避免剧烈运动和情绪激动，保证充足睡眠，不要吃对肝、肾功能有损害的药物，以免影响体检

结果。

（二）体检前 8 小时应禁食、禁水。

（三）体检者要如实回答体检医生的询问，如实填写职业史和职业病危害接触史。

（四）尿液采集时应留取新鲜尿液，避免经血、白带、粪便、精液、阴道分泌物污染，还要避免烟灰等异物污染。

（五）静脉抽血后，需按压针头穿刺点 3~5 分钟，防止形成血肿。

（六）心电图检查要安静平卧，肌肉放松，避免精神紧张造成心率异常；不要在走远路、爬楼、劳动或运动后进行检查；应穿容易穿脱的宽松衣服，女性不要穿着连衣裙，以免给心电图检查带来不便；将手表摘下，手机、钥匙、刀具等取出，防止干扰心电图；测试时不要与医生交流，也不要移动，以免影响检查结果。

（七）做胸部 X 射线检查时，勿穿戴有金属的衣服和饰品；在医生指导下，胸壁紧贴摄影架，双脚自然分开，双臂尽力内旋，充分吸气后屏气状态进行摄影。怀孕期间尽量不要进行 X 射线检查，必须要检查的，要告知医生，做好腹部防护工作。

（八）肌电图检查前一天要洗澡，以达到清洁皮肤而降低肌电图操作中所使用的电极片与皮肤之间接触界面阻抗的目的；适量饮食，不宜空腹作肌电图；穿宽松的内衣裤，以便在检查时容暴露出上下肢；不要佩戴金银首饰；检查时要关闭手机。

第二节　接触砷化氢作业人员的职业健康监护

一、接触砷化氢的作业

砷化氢，无色、剧毒、可燃气体，本身无臭，但空气中有大约

0.5 ppm 的砷存在时，便可被空气氧化发出轻微类似大蒜的气味。

工业生产中接触砷化氢的行业有无机盐制造业的氯化物制取、锌盐制取，镉化合物制取，涂料及颜料制造业的锌钡白制取，医药工业的汞制剂制取，重有色金属冶炼业中铜电解液净化、锡矿炉前配料等。

砷化氢进入人体后，经数分钟至数小时发病。

二、砷化氢对人体的危害

砷化氢经呼吸道进入人体后，随血循环分布至全身各脏器，经过一定潜伏期后出现中毒症状。中毒程度与吸入砷化氢的浓度密切相关，潜伏期越短，临床症状也越严重。

轻度中毒症状有头晕、头痛、乏力、恶心、呕吐、腹痛、关节及腰部酸痛；皮肤及巩膜轻度黄染；血红细胞及血红蛋白降低；尿呈酱油色，尿隐血阳性，尿蛋白阳性，有红、白细胞；血尿素氮增高，可伴有肝脏损害。

重度中毒发病急剧，症状有寒战、高热、昏迷、谵妄、抽搐、紫绀、巩膜及全身重度黄染；少尿或无尿；贫血加重，网织红细胞明显增多；尿呈深酱色，尿隐血强阳性；血尿素氮明显增高，出现急性肾功能衰竭，并伴有肝脏损害，严重者威胁生命。

三、接触砷化氢作业人员的职业健康监护

（一）上岗前职业健康检查

1. 检查对象：拟录用的从事接触生产性砷化氢的人员和转岗拟接触人员。

2. 检查目的：发现职业禁忌证，包括慢性肾脏疾病、血清葡萄糖-6-磷酸脱氢酶缺乏症。

3. 检查内容：一是症状询问，重点询问肾脏疾病病史及症状；

二是体格检查，包括内科常规检查；三是实验室和其他检查，必检项目包括血常规、尿常规、心电图、血清 ALT、血清葡萄糖-6-磷酸脱氢酶缺乏症筛查试验（高铁血红蛋白还原试验等），选检项目有肾脏 B 超。

（二）在岗期间职业健康检查（推荐性）

1. 检查对象：所有职业性接触砷化氢的在岗人员。

2. 检查目的：早期发现职业禁忌证（慢性肾脏疾病、血清葡萄糖-6-磷酸脱氢酶缺乏症）。

3. 检查内容：同上岗前职业健康检查。

4. 健康检查周期：3 年体检 1 次。

（三）应急职业健康检查

1. 检查对象：对于短时间大量接触者或较大量接触者，需要立即进行应急体检，必要时住院观察。

2. 检查目的：及时发现职业病（职业性急性砷化氢中毒）。

3. 检查内容：一是症状询问，重点询问短时间内吸入高浓度砷化氢的职业接触史及乏力、头晕、头痛、恶心、腰背酸痛、酱油色尿等症状；二是体格检查，检查内容同上岗前职业健康检查；三是实验室和其他检查，必检项目包括血常规、尿常规、心电图、肝功能、网织红细胞、血钾、肾功能、尿胆原、尿潜血试验、血浆或尿游离血红蛋白，选检项目有肝肾 B 超、尿砷或血砷。

四、工人在职业健康检查中的注意事项

（一）体检前一天要注意休息，避免剧烈运动和情绪激动，保证充足睡眠，不要吃对肝、肾功能有损害的药物，以免影响体检结果。

（二）体检前 8 小时应禁食、禁水。

（三）体检者要如实回答体检医生的询问，如实填写职业史和

职业病危害接触史。

（四）体检前要洗澡；尿液采集应留取新鲜尿液，晨尿最好，避免经血、白带、粪便、精液、阴道分泌物污染，还要避免烟灰等异物污染。

（五）静脉抽血后，需按压针头穿刺点 3～5 分钟，防止形成血肿。

（六）心电图检查要安静平卧，肌肉放松，避免精神紧张造成心率异常，不要在走远路、爬楼、劳动或运动后进行检查；应穿容易穿脱的宽松衣服，女性不要穿着连衣裙，以免给心电图检查带来不便；将手表摘下，手机、钥匙、刀具等取出，防止干扰心电图；测试时不要与医生交流，也不要移动，以免影响检查结果。

第三节　接触氟及其无机化合物作业人员的职业健康监护

一、接触机会

可接触氟及其无机化合物的作业有：萤石、磷灰石、冰晶石矿采选的打孔、炮采、机采、装载、运输、回填、支护、采矿辅助、破碎、筛选、研磨、重选、选矿辅助作业，以及氟硼酸合成、氢氟酸合成、磷酸合成、烷基苯烷基化、甲烷氟氯化、卤代烃合成、酚类合成、二硫化钼制取、氟硅酸镁制取、氟化氢制取、氟化钠制取、氢氟酸盐制取、氟钽酸钾制取、电石氮化、磷矿粉制备、磷矿酸解、过磷酸钙合成、钙镁磷肥合成、磷酸二钙合成、磷肥脱氟、氟硅酸钠合成、三氟三氯乙烷制备、聚三氟乙烯合成、玻璃酸处理、玻璃酸抛光、玻璃腐蚀、铅电解、铝电解、日用电器制冷、电器部件清洗、电缆电线挤塑、电缆电线电镀等工艺过程。

含氟烟（尘）经呼吸道进入人体，可引起慢性中毒。氟及氟化物的急性毒性，主要见于遇水生成氟化氢和氢氟酸后对黏膜和皮肤的强烈刺激和腐蚀作用。

二、中毒的临床表现

（一）急性毒性

皮肤接触低浓度（<20%）的氢氟酸，当时不感觉疼痛，但可在几小时后形成皮肤轻度烧伤，烧伤的皮肤外观苍白、肿胀，可有水泡，伴随刺痛和烧灼感。皮肤接触浓度超过 60% 的氢氟酸，可立即引起严重烧伤，皮肤由苍白迅速变成暗紫色，疼痛剧烈，肌肉组织坏死，腐蚀可深达骨骼。指（趾）甲接触氢氟酸，往往引起甲床发炎并伴有剧痛。

接触和吸入含氟气体或氟化氢时，可立即出现眼、鼻及上呼吸道黏膜的刺激症状，如眼刺痛、流泪、流涕、打喷嚏、咽痒及刺痛、声音嘶哑、咳嗽、胸闷等，同时可反射性地产生恶心、呕吐、腹痛等症状。吸入浓度高的含氟气体时，可产生化学性肺炎。骤然吸入极高浓度的含氟气体时，可引起反射性窒息。

（二）慢性毒性

长期接触低浓度的氟和氟化物，可产生慢性鼻炎、咽喉炎、支气管炎及牙齿酸蚀症，形成氟斑牙，牙釉质失去光泽，牙面粗糙，有黄褐色或棕褐色色素沉着，且易磨损折断。氟斑牙常见于切牙、单尖牙的唇侧面。

工业性慢性氟中毒，早期无明显自觉症状，中度以上患者感觉腰、腿、脊柱和膝关节疼痛。

三、接触氟及其无机化合物作业人员的职业健康监护

（一）上岗前职业健康检查

1. 检查对象：拟录用的从事接触生产性氟或其无机化合物的

人员和转岗拟接触人员。

2. 检查目的：发现职业禁忌证，包括地方性氟病、骨关节疾病。

3. 检查内容：一是症状询问，重点询问腰背、四肢疼痛等骨骼系统病史及相关症状；二是体格检查，包括内科常规检查、口腔科常规检查、骨科检查（主要是骨关节检查）；三是实验室和其他检查，必检项目包括血常规、尿常规、心电图、血清 ALT，选检项目有尿氟，骨密度，骨盆正位 X 射线摄片，一侧桡、尺骨正位片及同侧胫、腓骨正、侧位片。

（二）在岗期间职业健康检查

1. 检查对象：所有职业性接触氟或其无机化合物的人员。

2. 检查目的：早期发现职业病（工业性氟病）、疑似职业病、职业禁忌证（地方性氟病、骨关节疾病）。

3. 检查内容：一是症状询问，重点询问腰背、四肢疼痛等骨骼系统疾病症状及食欲不振、头痛、头晕、乏力、失眠、烦躁等症状；二是体格检查（同上岗前职业健康检查）；三是实验室和其他检查，必检项目包括血常规，骨盆正位 X 射线摄片，一侧桡、尺骨正位片及同侧胫、腓骨正、侧位片，尿氟，选检项目有胸部正位 X 射线摄片、腰椎正位 X 射线摄片、骨密度。

4. 健康检查周期：1 年体检 1 次。

（三）离岗时职业健康检查

1. 检查对象：包括职业性接触氟或其无机化合物的辞职人员、退休人员、内部转岗脱离接触人员。

2. 检查目的：早期发现职业病（工业性氟病）。

.3. 检查内容：同在岗期间职业健康检查。

4. 检查时间：一般是脱离岗位前，如最后一次在岗期间的健康检查在离岗前 90 天内，可视为离岗体检。

四、工人在职业健康检查中的注意事项

（一）体检前一天要注意休息，避免剧烈运动和情绪激动，保证充足睡眠，不要吃对肝、肾功能有损害的药物，以免影响体检结果。

（二）体检前 8 小时应禁食、禁水。

（三）体检者要如实回答体检医生的询问，如实填写职业史和职业病危害接触史。

（四）体检前要洗澡；尿液采集应留取新鲜尿液，晨尿最好，避免经血、白带、粪便、精液、阴道分泌物污染尿液，还要避免烟灰等异物污染尿液。

（五）静脉抽血后，需按压针头穿刺点 3～5 分钟，防止形成血肿。

（六）心电图检查时要安静平卧，肌肉放松，避免精神紧张造成心率异常；不要在走远路、爬楼、劳动或运动后进行检查；应穿容易穿脱的宽松衣服，女性不要穿着连衣裙，以免给心电图检查带来不便；将手表摘下，手机、钥匙、刀具等取出，防止干扰心电图；测试时不要与医生交流，也不要移动，以免影响检查结果。

（七）进行 X 射线检查时，勿穿戴有金属的衣服和饰品；在医生指导下，胸部 X 射线检查时，胸壁紧贴摄影架，双脚自然分开，双臂尽力内旋，充分吸气后屏气状态进行摄影。怀孕期间尽量不要进行 X 射线检查，必须要检查的，要告知医生，做好腹部防护工作。

（八）口腔检查前做好口腔清洁，不要吃有特殊气味的食品。

第四节　接触磷作业人员的职业健康监护

一、接触机会

磷有黄磷、红磷、紫磷和黑磷 4 种同素异构体。黄磷又称白磷，毒性最大。黄磷从磷矿石或酸钙中提取，黄磷是制造红磷、磷化合物、磷酸、烟幕弹、燃烧弹、信号弹、烟火、爆竹的原料，在磷肥制造、磷矿开采、磷酸钠盐制取、五氧化二磷制取、黄磷制取、红磷制取、乐果硫化、马拉硫磷合成、甲拌磷硫化、对硫磷酯化、多聚磷酸合成、有机磷杀虫剂合成、其他杀虫剂合成中广泛使用，在医药工业、塑料工业、化学助剂制造业也有使用。

黄磷可经呼吸道、消化道、皮肤进入人体。

二、中毒的临床表现

人吸收量达 1 mg/kg 即可致死。职业性急性中毒多见于生产事故中，由熔化的磷灼伤皮肤并经皮肤进入人体而引起中毒。日常生活中，可因误服黄磷而引起中毒。

（一）急性磷中毒

吸入黄磷蒸气后数小时，出现头昏、乏力、恶心、心动过速或过缓，两三天后出现肝脏损害症状，肝脏肿大伴压痛、黄疸及肝功能异常，严重时出现急性肝坏死、肝昏迷。

皮肤接触黄磷可引起皮肤灼伤，灼伤面呈褐色或黑色，可深达骨骼。经破损皮肤进入人体的磷，几天后可引起肝脏、肾脏损害，灼伤面大时可危及生命。

误服黄磷可引起胃部烧灼、恶心、呕吐、腹痛，消化系统出血，数日内出现肝肾损害而死亡。

（二）慢性磷中毒

慢性磷中毒多因长期吸入低浓度磷及其化合物所致，可引起鼻炎、咽炎、支气管炎、牙龈肿痛、牙齿松动和脱落，严重时可导致下颌骨骨质疏松和坏死。消化系统症状有口内蒜臭味、恶心、厌食、肝肿大、肝功能异常。

三、接触磷作业人员的职业健康监护（不包括磷化氢、磷化锌、磷化铝）

（一）上岗前职业健康检查

1. 检查对象：拟录用的从事接触磷的人员和转岗拟接触人员。

2. 检查目的：发现职业禁忌证，包括牙本质病变（不包括龋齿）、下颌骨疾病、慢性肝病。

3. 检查内容：一是症状询问，重点询问口腔、消化系统病史及症状，如牙痛、牙齿松动、牙龈出血、乏力、消化不良、肝区不适等；二是体格检查，包括内科常规检查、口腔科常规检查，重点检查牙周、牙体；三是实验室和其他检查，必检项目包括血常规、尿常规、心电图、肝功能、下颌骨 X 射线左右侧位片，选检项目有口腔牙体 X 射线全景片、肝脾 B 超。

（二）在岗期间职业健康检查

1. 检查对象：所有职业性接触磷的在岗人员。

2. 检查目的：早期发现职业病（职业性慢性磷中毒）、疑似职业病、职业禁忌证（同上岗前职业健康检查）。

3. 检查内容：一是症状询问，重点询问牙痛、牙齿松动、牙龈出血、头痛、头晕、乏力、食欲不振、恶心、肝区疼痛、血尿等症状；二是体格检查，检查内容同上岗前职业健康检查；三是实验室和其他检查，必检项目血常规、尿常规、心电图、肝功能、肝脾B 超、下颌骨 X 射线左右侧位片，选检项目有肾功能、口腔牙体 X

射线全景片、血磷、血钙。

4. 健康检查周期：肝功能半年检查 1 次；健康检查，1 年
1 次。

（三）应急职业健康检查

1. 检查对象：对于短时间吸入较高浓度者或皮肤灼伤者，需
要立即进行应急体检，必要时住院观察。

2. 检查目的：及时发现职业病，包括职业性急性磷中毒、职
业性黄磷皮肤灼伤。

3. 检查内容：一是症状询问，重点询问短期内接触较大量磷
及其无机化合物的职业史及头痛、头晕、乏力，食欲不振、恶心、
肝区疼痛、血尿等症状；二是体格检查，包括内科常规检查、皮肤
科常规检查；三是实验室和其他检查，必检项目有血常规、尿常
规、心电图、肝功能、肾功能、肝肾 B 超，选检项目有血磷、
血钙。

（四）离岗时职业健康检查

1. 检查对象：包括职业接触磷的辞职人员、退休人员、内部
转岗脱离接触人员。

2. 检查目的：早期发现职业病（职业性慢性磷中毒）。

3. 检查内容：同在岗期间职业健康检查。

4. 检查时间：一般是脱离岗位前，如最后一次在岗期间的健
康检查在离岗前 90 天内，可视为离岗体检。

四、工人在职业健康检查中的注意事项

（一）体检前一天要注意休息，避免剧烈运动和情绪激动，保
证充足睡眠，不要吃对肝、肾功能有损害的药物，以免影响体检
结果。

（二）体检前 8 小时应禁食、禁水。

（三）体检者要如实回答体检医生的询问，如实填写职业史和职业病危害接触史。

（四）体检前要洗澡；尿液采集应留取新鲜尿液，晨尿最好，避免经血、白带、粪便、精液、阴道分泌物污染尿液，还要避免烟灰等异物污染尿液。

（五）静脉抽血后，需按压针头穿刺点 3～5 分钟，防止形成血肿。

（六）口腔检查前做好口腔清洁，不要吃有特殊气味的食品。

（七）心电图检查时要安静平卧，肌肉放松，避免精神紧张造成心率异常；不要在走远路、爬楼、劳动或运动后进行检查；应穿容易穿脱的宽松衣服，女性不要穿着连衣裙，以免给心电图检查带来不便；将手表摘下，手机、钥匙、刀具等取出，防止干扰心电图；测试时不要与医生交流，也不要移动，以免影响检查结果。

第五节　接触磷化氢作业人员的职业健康监护

一、接触机会

磷化氢是无色、剧毒、易燃气体，有类似臭鱼的味道。磷化氢是最常用的高效熏蒸杀虫剂，主要由磷化铝或磷化锌与水反应而产生。

磷化氢广泛用于粮食、皮毛仓库和船舱的熏蒸杀虫，使用不当、防护不良或意外渗漏等可致操作工人乃至周围居民发生急性中毒。

乙炔的生产和使用过程中，由于乙炔的原料碳化钙中含有少量的磷化钙杂质，在加水反应时，有磷化氢混合于乙炔气体之中，可致急性磷化氢中毒。

磷的金属化合物在生产、贮存、运输过程中，若防潮不良、空气湿度过高，其吸收水分亦可产生磷化氢，导致中毒。

在黄磷生产和使用过程中，磷的低价氧化物——三氧化二磷与热水反应产生磷化氢。在赤磷碱煮纯化过程中，赤磷中的微量黄磷与氢氧化钠反应，也可产生磷化氢。

硅铁中含有少量磷的金属化合物（如磷化钙等），如果在车船运输或仓库储存时受潮，可放出磷化氢，使仓内或周围人群中毒。

磷化氢通过呼吸道进入人体，可引起急性中毒。食入的磷化锌、磷化铝在体内会产生磷化氢，可引起急性中毒。

二、中毒的临床表现

（一）急性中毒

潜伏期一般在 24 小时内，多数在 1～3 小时内发病，有头晕、头痛、恶心、乏力、食欲减退、胸闷及上腹部疼痛症状，部分病例有畏寒、心悸、头痛、呕吐及腹痛症状，严重者有中毒性精神症状、脑水肿、肺水肿，肝、肾及心肌损害，心律紊乱。因误服磷化铝所致的磷化氢中毒者，有不同程度的胃肠症状，以及发热、畏寒、头晕、兴奋、心律紊乱等其他症状，严重者有气急、少尿、抽搐、休克、昏迷等症状。

（二）慢性中毒

表现为头晕、失眠、鼻咽部干燥、恶心、乏力。眼睛暴露在低浓度的磷化氢中会对眼睛造成刺激。

三、接触磷化氢作业人员的职业健康监护

（一）上岗前职业健康检查

1. 检查对象：拟录用的从事接触磷化氢、磷化铝、磷化锌的

人员和转岗拟接触人员。

2. 检查目的：发现职业禁忌证，包括中枢神经系统器质性疾病、支气管哮喘、慢性间质性肺病。

3. 检查内容：一是症状询问，重点询问中枢神经系统、呼吸系统病史及症状；二是体格检查，包括内科常规检查、神经系统常规检查；三是实验室和其他检查，必检项目包括血常规、尿常规、心电图、血清 ALT、X 射线高千伏胸片，选检项目有肝脾 B 超。

（二）在岗期间职业健康检查（推荐性）

1. 检查对象：所有职业性接触磷化氢、磷化铝、磷化锌的在岗人员。

2. 检查目的：早期发现职业禁忌证（中枢神经系统器质性疾病、支气管哮喘、慢性间质性肺病）。

3. 检查内容：同上岗前职业健康检查。

4. 健康检查周期：3 年体检 1 次。

（三）应急职业健康检查

1. 检查对象：对于短时间大量接触者或较大量接触者，需要立即进行应急体检，必要时住院观察。

2. 检查目的：及时发现职业病（急性职业性磷化氢中毒）。

3. 检查内容：一是症状询问，重点询问短期内较大量磷化氢的职业接触史及头痛、乏力、恶心、咳嗽、呼吸困难等症状；二是体格检查，包括内科常规检查，神经系统常规检查及运动功能、病理反射检查，眼底检查；三是实验室和其他检查，必检项目包括血常规、尿常规、心电图、肝功能、肾功能、血氧饱和度、肝脾 B 超、X 射线高千伏胸片，选检项目有血气分析、脑电图、头颅 CT 或 MRI。

四、工人在职业健康检查中的注意事项

（一）体检前一天要注意休息，避免剧烈运动和情绪激动，保

证充足睡眠，不要吃对肝、肾功能有损害的药物，以免影响体检结果。

（二）体检前 8 小时应禁食、禁水。

（三）体检者要如实回答体检医生的询问，如实填写职业史和职业病危害接触史。

（四）体检前要洗澡；尿液采集应留取新鲜尿液，晨尿最好，避免经血、白带、粪便、精液、阴道分泌物污染尿液，还要避免烟灰等异物污染尿液。

（五）静脉抽血后，需按压针头穿刺点 3～5 分钟，防止形成血肿。

（六）心电图检查时要安静平卧，肌肉放松，避免精神紧张造成心率异常；不要在走远路、爬楼、劳动或运动后进行检查；应穿容易穿脱的宽松衣服，女性不要穿着连衣裙，以免给心电图检查带来不便；将手表摘下，手机、钥匙、刀具等取出，防止干扰心电图；测试时不要与医生交流，也不要移动，以免影响检查结果。

（七）做胸部 X 射线检查时，勿穿戴有金属的衣服和饰品；在医生指导下，胸壁紧贴摄影架，双脚自然分开，双臂尽力内旋，充分吸气后屏气状态进行摄影。怀孕期间尽量不要进行 X 射线检查，必须要检查的，要告知医生，做好腹部防护工作。

第六节　接触氯气作业人员的职业健康监护

一、接触氯气的作业

氯气，常温常压下为黄绿色、有强烈刺激性气味的有毒气体，密度比空气大，可溶于水，易压缩，可液化为金黄色液态氯，是氯碱工业的主要产品之一，可用作强氧化剂。氯气在工农业生产中广泛使用，常见于自来水杀菌，化学纤维工业的浆粕漂白，纸制品业的纸浆漂白，氯碱制造业的盐水电解氯吸收，含氯化学原料制造业，含氯化学农药制造业，以及有机化工原料制造业的氯丁二烯合成、甲烷氯化、甲醇加氢氯化、一氯甲烷氯化、甲烷氟氯化、丙烯氯化、卤代烃合成、苯氯化、卤代环烃合成、卤代醇合成、酚类合成、醚类合成、醛类合成、酮类合成、丙烯氯化、环氧氯丙烷合成、一氧化碳氯化、水合肼合成、六氯乙烷制备，TDI 合成，医药工业的合成药卤化，合成橡胶制造业的氟橡胶合成、氯丁橡胶合成等工艺过程。

氯气通过呼吸道进入人体，对皮肤黏膜有刺激和腐蚀作用。

二、氯气对人体的危害

氯以气态形式通过呼吸道进入人体，对皮肤黏膜有很强的刺激性。其危害性与吸入多少相关，吸入高浓度氯气可立即致死。

（一）氯气刺激反应

空气中氯气浓度较小时，人接触后会出现一过性的眼及上呼吸道刺激症状，肺部无阳性体征或偶有少量干性啰音，一般 24 小时内消退。

（二）轻度中毒

浓度较高、时间较长情况下的接触，主要症状为支气管炎或支气管周围炎，有咳嗽、咳少量痰、胸闷等；两肺有散在干性啰音或哮鸣音，也可有少量湿性啰音；肺部 X 射线表现为肺纹理增多、增粗、边缘不清，一般以下肺野较明显，经休息和治疗，症状可于 1～2 天内消失。

（三）中度中毒

吸入高浓度氯气较短时间时，主要症状为支气管肺炎、间质性肺水肿或局限的肺泡性肺水肿；眼及上呼吸道刺激症状较轻度中毒重，表现为胸闷、呼吸困难、阵发性呛咳、咳痰，有时咳粉红色泡沫痰或痰中带血，伴有头痛、乏力、恶心、食欲不振、腹痛、腹胀等胃肠道反应；轻度发绀，两肺有干性或湿性啰音，或两肺弥漫性哮鸣音。上述症状经休息和治疗 2～10 天可逐渐减轻而消退。

（四）重度中毒

吸入高浓度氯气数分钟至数小时后出现肺水肿，可咳大量白色或粉红色泡沫痰，呼吸困难，有胸部紧束感，明显发绀，两肺有弥漫性湿性啰音；出现严重并发症，如气胸、纵隔气肿等；严重者可出现喉头、支气管痉挛或水肿造成严重窒息，反射性呼吸中枢抑制或心搏骤停造成猝死，或休克及中度、深度昏迷。

（五）眼睛和皮肤损害

氯可引起急性结膜炎，高浓度氯气或液氯可引起眼灼伤。液氯或高浓度氯气可引起皮肤暴露部位急性皮炎或灼伤。

三、接触氯气作业人员的职业健康监护

（一）上岗前职业健康检查

1. 检查对象：拟录用的从事接触生产性氯气的人员和转岗拟接触人员。

2. 检查目的：发现职业禁忌证（慢性阻塞性肺病、支气管哮喘、慢性间质性肺病）。

3. 检查内容：一是症状询问，重点询问呼吸系统疾病史及相关症状，如咳嗽、咳痰、喘息、胸痛、呼吸困难、气短等症状；二是体格检查，包括内科常规检查、呼吸系统常规检查；三是实验室和其他检查，必检项目包括血常规、尿常规、心电图、血清 ALT、X 射线高千伏胸片、肺功能，选检项目有肺弥散功能。

（二）在岗期间职业健康检查

1. 检查对象：所有职业性接触氯气的在岗人员。

2. 检查目的：早期发现职业病（职业性刺激性化学物致慢性阻塞性肺疾病）、疑似职业病、职业禁忌证（支气管哮喘、慢性间

质性肺病）。

3. 检查内容：同上岗前职业健康检查。

4. 健康检查周期：1 年体检 1 次。

（三）应急职业健康检查

1. 检查对象：对于短时间大量接触者或较大量接触者，需要立即进行应急体检，必要时住院观察。

2. 检查目的：及时发现职业病（职业性急性氯气中毒、职业性化学性眼灼伤、职业性化学性皮肤灼伤）。

3. 检查内容：一是症状询问，重点询问短期内吸入较大量氯气的职业接触史及羞明、流泪、胸闷、气短、气急、咳嗽、咳痰、胸痛、喘息等；二是体格检查，包括内科常规检查（重点检查呼吸系统）、眼科常规检查（重点检查结膜、角膜病变，必要时裂隙灯检查）、鼻及咽部常规检查（必要时咽喉镜检查）、皮肤科常规检查；三是实验室和其他检查，必检项目有血常规、尿常规、心电图、X 射线高千伏胸片、血氧饱和度，选检项目有血气分析。

（四）离岗时职业健康检查

1. 检查对象：包括职业接触氯气的辞职人员、退休人员、内部转岗脱离接触人员。

2. 检查目的：早期发现职业病（职业性刺激性化学物致慢性阻塞性肺疾病）。

3. 检查内容：同在岗期间职业健康检查。

4. 检查时间：一般是脱离岗位前，如最后一次在岗期间的健康检查在离岗前 90 天内，可视为离岗体检。

四、工人在职业健康检查中的注意事项

（一）体检前一天要注意休息，避免剧烈运动和情绪激动，保证充足睡眠，不要吃对肝、肾功能有损害的药物，以免影响体检

结果。

（二）体检前 8 小时应禁食、禁水。

（三）体检者要如实回答体检医生的询问，如实填写职业史和职业病危害接触史。

（四）体检前要洗澡；尿液采集时应留取新鲜尿液，晨尿最好，避免经血、白带、粪便、精液、阴道分泌物污染尿液，还要避免烟灰等异物污染尿液。

（五）静脉抽血后，需按压针头穿刺点 3～5 分钟，防止形成血肿。

（六）做胸部 X 射线检查时，勿穿戴有金属的衣服和饰品；在医生指导下，胸壁紧贴摄影架，双脚自然分开，双臂尽力内旋，充分吸气后屏气状态进行摄影。怀孕期间尽量不要进行 X 射线检查，必须要检查的，要告知医生，做好腹部防护工作。

（七）进行心电图检查要安静平卧，肌肉放松，避免精神紧张造成心率异常；不要在走远路、爬楼、劳动或运动后进行检查；应穿容易穿脱的宽松衣服，女性不要穿着连衣裙，以免给心电图检查带来不便；将手表摘下，手机、钥匙、刀具等取出，防止干扰心电图；测试时不要与医生交流，也不要移动，以免影响检查结果。

（八）眼科检查前，应保证充分的休息，避免过度用眼。有屈光不正的人，应该随身携带自己的眼镜；戴角膜镜的人，检查当日应改戴框架眼镜；女性不做眼部化妆。

第七节 接触二氧化硫作业人员的职业健康监护

一、职业接触

二氧化硫是具有明显刺激气味的气体，大气主要污染物之一。

燃烧含硫煤炭、含硫矿石熔化、硫黄燃烧、硫酸和亚硫酸制造、橡胶硫化、使用二氧化硫熏蒸漂白、石油精炼、碱纤维制备、玻璃纸制取、二氧化硫制取、有机硫杀菌剂合成、黏胶纤维磺化、黏胶纤维后溶解、黏胶纤维过滤、某些有机合成工艺，均可能与二氧化硫接触。

二氧化硫通过呼吸道进入人体，对皮肤黏膜有刺激和腐蚀作用。

二、二氧化硫对人体的危害

（一）急性中毒

人体吸入二氧化硫后，即刻反应包括对眼、鼻、喉的刺激和灼伤，引起结膜炎、角膜炎、咽炎，表现为鼻、咽、喉烧灼感，喷嚏、流泪、怕光、视物模糊；较重的反应有胸闷、剧烈咳嗽、气短、头痛、恶心、乏力等症状。

接触高浓度的二氧化硫在数小时内可引起急性肺水肿和死亡。吸入极高浓度二氧化硫可引起反射性声门痉挛而致窒息。皮肤或眼接触高浓度二氧化硫可引起炎症或灼伤。

（二）慢性影响

长期接触低浓度二氧化硫，可引起嗅觉、味觉减退，也可有头痛、头昏、乏力等全身症状以及慢性鼻炎、咽喉炎、支气管炎、肺气肿、弥漫性肺间质纤维化等。少数工人有牙齿酸蚀症。

三、接触二氧化硫作业人员的职业健康监护

（一）上岗前职业健康检查

1. 检查对象：拟录用的从事接触生产性二氧化硫的人员和转岗拟接触人员。

2. 检查目的：发现职业禁忌证（慢性阻塞性肺病、支气管哮

喘、慢性间质性肺病）。

3. 检查内容：一是症状询问，重点询问呼吸系统疾病史及相关症状，如咳嗽、咳痰、喘息、胸痛、呼吸困难、气短等症状；二是体格检查，主要是内科常规检查；三是实验室和其他检查，必检项目包括血常规、尿常规、心电图、血清 ALT、肺功能、X 射线高千伏胸片，选检项目有肺弥散功能。

（二）在岗期间职业健康检查

1. 检查对象：所有职业性接触二氧化硫的在岗人员。

2. 检查目的：早期发现职业病（职业性刺激性化学物致慢性阻塞性肺疾病）、疑似职业病、职业禁忌证（支气管哮喘、慢性间质性肺病）。

3. 检查内容：同上岗前职业健康检查。

4. 健康检查周期：1 年 1 次。

（三）应急职业健康检查

1. 检查对象：对于短时间大量接触者或较大量接触者，需要立即进行应急体检，必要时住院观察。

2. 检查目的：及时发现职业病（职业性急性二氧化硫中毒、职业性化学性眼灼伤、职业性化学性皮肤灼伤）。

3. 检查内容：一是症状询问，重点询问短时间内高浓度二氧化硫职业性接触史及呼吸系统、眼部刺激症状，如羞明、流泪、胸闷、气短、气急、咳嗽、咳痰、咯血、胸痛、喘息等；二是体格检查，主要是内科常规检查（重点检查呼吸系统）、鼻及咽部常规检查（必要时咽喉镜检查）、眼科常规检查（重点检查结膜、角膜病变，必要时裂隙灯检查）、皮肤科常规检查；三是实验室和其他检查，必检项目包括血常规、尿常规、心电图、X 射线高千伏胸片、血氧饱和度，选检项目有血气分析。

（四）离岗时职业健康检查

1. 检查对象：职业接触二氧化硫的辞职人员、退休人员、内部转岗脱离接触人员。

2. 检查目的：早期发现职业病（职业性刺激性化学物致慢性阻塞性肺疾病）。

3. 检查内容：同在岗期间职业健康检查。

4. 检查时间：一般是脱离岗位前，如最后一次在岗期间的健康检查在离岗前 90 天内，可视为离岗体检。

四、工人在职业健康检查中的注意事项

（一）体检前一天要注意休息，避免剧烈运动和情绪激动，保证充足睡眠，不要吃对肝、肾功能有损害的药物，以免影响体检结果。

（二）体检前 8 小时应禁食、禁水。

（三）体检者要如实回答体检医生的询问，如实填写职业史和职业病危害接触史。

（四）体检前要洗澡；尿液采集时要留取新鲜尿液，晨尿最好，避免经血、白带、粪便、精液、阴道分泌物污染尿液，还要避免烟灰等异物污染尿液。

（五）静脉抽血后，需按压针头穿刺点 3～5 分钟，防止形成血肿。

（六）做胸部 X 射线检查时，勿穿戴有金属的衣服和饰品；在医生指导下，胸壁紧贴摄影架，双脚自然分开，双臂尽力内旋，充分吸气后屏气状态进行摄影。怀孕期间尽量不要进行 X 射线检查，必须要检查的，要告知医生，做好腹部防护工作。

（七）进行心电图检查要安静平卧，肌肉放松，避免精神紧张造成心率异常；不要在走远路、爬楼、劳动或运动后进行检查；应

穿容易穿脱的宽松衣服，女性不要穿着连衣裙，以免给心电图检查带来不便；将手表摘下，手机、钥匙、刀具等取出，防止干扰心电图；测试时不要与医生交流，也不要移动，以免影响检查结果。

（八）眼科检查前，应保证充分的休息，避免过度用眼。有屈光不正的人，应该随身携带自己的眼镜；戴角膜镜的人，检查当日应改戴框架眼镜；女性不做眼部化妆。

第八节　接触氮氧化物作业人员的职业健康监护

一、接触机会

氮氧化物包括多种化合物，如一氧化二氮、一氧化氮、二氧化氮、三氧化二氮、四氧化二氮和五氧化二氮等。除二氧化氮以外，其他氮氧化物均极不稳定，遇光或热生成二氧化氮和一氧化氮，一氧化氮又生成二氧化氮。可能接触到氮氧化物的作业有：硝酸制造、使用硝酸进行金属表面除锈、硝基炸药制造、硝化棉制造、苯胺燃料制造、有色矿炮采、选矿药剂制取、木材热解、木屑炭化、松明采集、松根干馏、玻璃镀膜、手工电弧焊、埋弧焊、气体保护焊、氩弧焊、电渣焊、气割、气焊、无机试剂备料、无机试剂合成、无机试剂提纯、含氮物质燃烧等。

氮氧化物通过呼吸道进入人体，对皮肤黏膜有刺激和腐蚀作用。

二、氮氧化物对人体的危害

（一）急性轻度中毒

一般在吸入氮氧化物几小时至 72 小时为潜伏期，后出现胸闷、咳嗽、咳痰、轻度头痛、头晕、无力、心悸、恶心、发热等症状；眼结膜及鼻咽部轻度充血及肺部有散在的干啰音；X 射线高千伏胸片可见肺纹理增强或肺纹理边缘模糊。

（二）急性中度中毒

急性中度中毒症状有呼吸困难，胸部紧迫感，咳嗽加剧，咳痰或咯血丝痰，常伴有头晕、头痛、无力、心悸、恶心等症状，并有轻度紫绀；两肺有干啰音或散在湿啰音；血白细胞总数增高；X 射线高千伏胸片可见肺野透亮度减低，肺纹理增多、紊乱、模糊、呈网状阴影，或有局部或散在的点片状阴影。

（三）急性重度中毒

出现下列临床表现之一者为重度中毒。

1. 肺水肿，主要症状为：呼吸窘迫，咳嗽加剧，咳大量白色或粉红色泡沫痰，明显紫绀；两肺可闻干湿啰音；X 射线高千伏胸片可见两肺满布密度较低、边缘模糊的斑片状阴影或呈大小不等的云絮状阴影，有的相互融合成大片状阴影；可伴有气胸、纵隔气肿等并发症。

2. 昏迷或窒息。

3. 急性呼吸窘迫综合征（ARDS），主要症状为极度呼吸困难、青紫、心率增速，X 射线透视肺部呈弥漫性浸润阴影。急性呼吸窘迫综合征病情危重，需要积极抢救。

4. 迟发性阻塞性毛细支气管炎：在吸入氮氧化物气体，无明显急性中毒症状或在肺水肿恢复阶段后两周左右，突然发生咳嗽、胸闷、进行性呼吸困难、明显紫绀，两肺可闻干湿啰音或细湿啰音，X 射线高千伏胸片可见两肺满布粟粒状阴影。

（四）长期接触低浓度的氮氧化物，可引起支气管炎和肺气肿。

三、接触氮氧化物作业人员的职业健康监护

（一）上岗前职业健康检查

1. 检查对象：拟录用的从事接触生产性氮氧化物的人员和转岗拟接触人员。

2. 检查目的：发现职业禁忌证（慢性阻塞性肺病、支气管哮喘、慢性间质性肺病）。

3. 检查内容：一是症状询问，重点询问呼吸系统疾病史及相关症状；二是体格检查，主要是内科常规检查；三是实验室和其他检查，必检项目包括血常规、尿常规、心电图、血清 ALT、肺功能、X 射线高千伏胸片，选检项目有肺弥散功能。

（二）在岗期间职业健康检查

1. 检查对象：所有职业性接触氮氧化物的在岗人员。

2. 检查目的：早期发现职业病（职业性刺激性化学物致慢性阻塞性肺疾病）、疑似职业病、职业禁忌证（支气管哮喘、慢性间质性肺病）。

3. 检查内容：同上岗前职业健康检查。

4. 健康检查周期：1 年 1 次。

（三）应急职业健康检查

1. 检查对象：对于短时间大量接触者或较大量接触者，需要立即进行应急体检，必要时住院观察。

2. 检查目的：及时发现职业病（职业性急性氮氧化物中毒、职业性化学性眼灼伤、职业性化学性皮肤灼伤）。

3. 检查内容：一是症状询问，重点询问短期内吸入较大量的氮氧化物者的职业接触史、眼部刺激症状（如眼痛、羞明、流泪），呼吸系统症状（胸闷、气急、咳嗽、咳痰、胸痛等）；二是体格检查，主要包括内科常规检查（重点检查呼吸系统）、鼻及咽部常规

检查（必要时咽喉镜检查）、眼科常规检查（重点检查结膜、角膜病变，必要时裂隙灯检查）、皮肤科常规检查；三是实验室和其他检查，必检项目包括血常规、尿常规、心电图、X射线高千伏胸片、血氧饱和度，选检项目有血气分析。

（四）离岗时职业健康检查

1. 检查对象：职业接触氮氧化物的辞职人员、退休人员、内部转岗脱离接触人员。

2. 检查目的：早期发现职业病（职业性刺激性化学物致慢性阻塞性肺疾病）。

3. 检查内容：同在岗期间职业健康检查。

4. 检查时间：一般是脱离岗位前，如最后一次在岗期间的健康检查在离岗前 90 天内，可视为离岗体检。

四、工人在职业健康检查中的注意事项

（一）体检前一天要注意休息，避免剧烈运动和情绪激动，保证充足睡眠，不要吃对肝、肾功能有损害的药物，以免影响体检结果。

（二）体检前 8 小时应禁食、禁水。

（三）体检者要如实回答体检医生的询问，如实填写职业史和职业病危害接触史。

（四）体检前要洗澡；尿液采集应留取新鲜尿液，晨尿最好，避免经血、白带、粪便、精液、阴道分泌物污染尿液，还要避免烟灰等异物污染尿液。

（五）静脉抽血后，需按压针头穿刺点 3～5 分钟，防止形成血肿。

（六）做胸部 X 射线检查时，勿穿戴有金属的衣服和饰品；在医生指导下，胸壁紧贴摄影架，双脚自然分开，双臂尽力内旋，充

分吸气后屏气状态进行摄影。怀孕期间尽量不要进行 X 射线检查，必须要检查的，要告知医生，做好腹部防护工作。

（七）进行心电图检查要安静平卧，肌肉放松，避免精神紧张造成心率异常；不要在走远路、爬楼、劳动或运动后进行检查；应穿容易穿脱的宽松衣服，女性不要穿着连衣裙，以免给心电图检查带来不便；将手表摘下，手机、钥匙、刀具等取出，防止干扰心电图；测试时不要与医生交流，也不要移动，以免影响检查结果。

（八）眼科检查前，应保证充分的休息，避免过度用眼。有屈光不正的人，应该随身携带自己的眼镜；戴角膜镜的人，检查当日应改戴框架眼镜；女性不做眼部化妆。

第九节　接触氨作业人员的职业健康监护

一、接触机会

氨，或称"氨气"，氮和氢的化合物，分子式为 NH_3，是一种无色气体，有强烈的刺激气味。氨极易溶于水，常温常压下 1 体积水可溶解 700 倍体积氨，水溶液又称氨水。氨降温加压可变成液体，液氨是一种制冷剂。氨也是制造硝酸、化肥、炸药的重要原料。NH_3 用于制氨水、液氨、氮肥（尿素、碳铵等）、硝酸、铵盐，广泛应用于化工、轻工、化肥、制药、合成纤维、塑料、染料、制冷剂等。

二、氨气对人体的危害

（一）急性中毒

1. 呼吸系统的刺激作用

急性氨中毒的发生多由管道破裂、阀门爆裂等造成。急性氨中毒主要表现为呼吸道黏膜刺激和灼伤,其症状由氨的浓度、吸入时间而确定。

(1)急性轻度中毒:咽痛、咽干、声音嘶哑、咳嗽、咳痰,胸闷及轻度头痛、头晕、乏力、咳嗽、咳痰等。

(2)急性中度中毒:上述症状加重,呼吸困难,有时痰中带血丝,轻度发绀,眼结膜充血明显,喉水肿,肺部有干湿性啰音。

(3)急性重度中毒:剧咳,咯大量粉红色泡沫样痰,气急、心悸、呼吸困难,喉水肿进一步加重,明显发绀,发生较重的气胸和纵隔气肿等。

高浓度吸入可出现喉头水肿、声门狭窄以及呼吸道黏膜脱落,可造成气管阻塞,引起窒息。吸入高浓度的氨可引起肺水肿。吸入极浓的氨气可发生呼吸心搏骤停。

2.皮肤和眼睛接触氨的危害。

低浓度的氨对眼和潮湿的皮肤能迅速产生刺激作用。潮湿的皮肤或眼睛接触高浓度的氨气能引起严重的化学烧伤,导致明显的炎症并可能发生水肿、上皮组织破坏、角膜混浊和虹膜发炎。

(二)慢性中毒

长期接触低浓度氨气眼睛和呼吸道会有慢性刺激症状。

三、接触氨气作业人员的职业健康监护

(一)上岗前职业健康检查

1.检查对象:拟录用的从事接触生产性氨气的人员和转岗拟接触人员。

2.检查目的:发现职业禁忌证(慢性阻塞性肺病、支气管哮喘、慢性间质性肺病)。

3.检查内容:一是症状询问,重点询问呼吸系统疾病史及相关症状;二是体格检查,主要是内科常规检查;三是实验室和其他

检查，必检项目包括血常规、尿常规、心电图、血清 ALT、X 射线高千伏胸片、肺功能，选检项目有肺弥散功能。

（二）在岗期间职业健康检查

1. 检查对象：所有职业性接触氨气的在岗人员。

2. 检查目的：早期发现职业病（职业性刺激性化学物致慢性阻塞性肺疾病）、疑似职业病、职业禁忌证（支气管哮喘、慢性间质性肺病）。

3. 检查内容：同上岗前职业健康检查。

4. 健康检查周期：1 年 1 次。

（三）应急职业健康检查

1. 检查对象：对于短时间大量接触者或较大量接触者，需要立即进行应急体检，必要时住院观察。

2. 检查目的：及时发现职业病（职业性急性氨气中毒、职业性化学性眼灼伤、职业性化学性皮肤灼伤）。

3. 检查内容：一是症状询问，重点询问短期内吸入高浓度氨气的职业性接触史及眼部刺激症状（如羞明、流泪）、呼吸系统症状（如胸闷、气短、气急、咳嗽、咳痰、咯血、胸痛、喘息等）；二是体格检查，包括内科常规检查（重点检查呼吸系统）、眼科常规检查（重点检查结膜、角膜病变，必要时裂隙灯检查）、鼻及咽部常规检查（必要时进行咽喉镜检查）、皮肤科常规检查；三是实验室和其他检查，实验室必检项目包括血常规、尿常规、心电图、X 射线高千伏胸片、血氧饱和度，选检项目有血气分析。

（四）离岗时职业健康检查

1. 检查对象：包括职业性接触氨气的辞职人员、退休人员、内部转岗脱离接触人员。

2. 检查目的：早期发现职业病（职业性刺激性化学物致慢性阻塞性肺疾病）。

3. 检查内容：同在岗期间职业健康检查。

4. 检查时间：一般是脱离岗位前，如最后一次在岗期间的健康检查在离岗前 90 天内，可视为离岗体检。

四、工人在职业健康检查中的注意事项

（一）体检前一天要注意休息，避免剧烈运动和情绪激动，保证充足睡眠，不要吃对肝、肾功能有损害的药物，以免影响体检结果。

（二）体检前 8 小时应禁食、禁水。

（三）体检者要如实回答体检医生的询问，如实填写职业史和职业病危害接触史。

（四）体检前要洗澡；尿液采集时应留取新鲜尿液，晨尿最好，避免经血、白带、粪便、精液、阴道分泌物污染尿液，还要避免烟灰等异物污染尿液。

（五）静脉抽血后，需按压针头穿刺点 3～5 分钟，防止形成血肿。

（六）做胸部 X 射线检查时，勿穿戴有金属的衣服和饰品；在医生指导下，胸壁紧贴摄影架，双脚自然分开，双臂尽力内旋，充分吸气后屏气状态进行摄影。怀孕期间尽量不要进行 X 射线检查，必须要检查的，要告知医生，做好腹部防护工作。

（七）进行心电图检查要安静平卧，肌肉放松，避免精神紧张造成心率异常；不要在走远路、爬楼、劳动或运动后进行检查；应穿容易穿脱的宽松衣服，女性不要穿着连衣裙，以免给心电图检查带来不便；将手表摘下，手机、钥匙、刀具等取出，防止干扰心电图；测试时不要与医生交流，也不要移动，以免影响检查结果。

（八）眼科检查前，应保证充分的休息，避免过度用眼。屈光

不正者，应该随身携带自己的眼镜；戴角膜镜者，检查当日应改戴框架眼镜；女性不做眼部化妆。

第十节　接触一氧化碳作业人员的职业健康监护

一、接触机会

一氧化碳纯品为无色、无臭、无刺激性的气体；易燃易爆，与空气混合能形成爆炸性混合物，遇明火、高温能引起燃烧爆炸；在冶金工业的炼铁、炼焦、炼钢、铸造、金属热处理，化学肥料制造业的煤焦气化、油气转化、合成氨净化、电炉制磷、钙镁磷肥合成、硫酸钾合成，石油加工业的电脱盐初馏、常压蒸馏、减压蒸馏、延迟焦化、渣油减粘、制氢转化、制氢变换、制氢甲烷化、汽油加氢精制、汽油精制分离、蒸气裂化、瓦斯脱硫、胺液闪蒸、石蜡加氢精制、丙烷脱沥青、丙烷回收，有机化工原料制造业的烃类原料裂解、裂解气急冷、裂解气净化、异戊二烯合成、甲醇合成、甲醇羰基化、羰基合成、丙醛合成、二甲基甲酰胺合成、一氧化碳氯化，矿山开采井下放炮，煤矿采运，炼焦干馏、熄焦、煤气净化、煤气脱氨、煤气提纯、煤气脱硫脱氰、煤气输配、煤气管道安装，燃煤窑、燃煤锅炉的运行等许多行业，均有一氧化碳存在。一氧化碳通过呼吸道进入人体。

二、一氧化碳对人体的危害

（一）急性中毒

轻度中毒：患者可出现头痛、头晕、失眠、视物模糊、耳鸣、恶心、呕吐、全身乏力、心动过速。

中度中毒：除上述症状加重外，口唇、指（趾）甲、皮肤黏膜出现樱桃红色，多汗，血压先升高后降低，心率加速，心律失常，烦躁，一时性感觉和运动分离（即尚有思维，但不能行动）。症状继续加重可出现嗜睡、昏迷。

重度中毒：患者迅速进入昏迷。初期四肢肌张力增加，或有阵发性强直性痉挛；晚期肌张力显著降低，患者面色苍白或青紫，血压下降，瞳孔散大，最后因呼吸麻痹而死亡，经抢救存活者可有严重并发症及后遗症。

（二）慢性影响

长期接触低浓度 CO 是否可以造成慢性中毒，至今尚有争论。近年来的资料认为，长期接触低浓度 CO 可能对人体健康造成两方面的影响：一是神经系统，可有头晕、头痛、耳鸣、乏力、睡眠障碍、记忆力减退等症状；二是心血管系统，心电图可出现心律失常、ST 段下降、QT 间期延长，或右束支传导阻滞等异常。

三、接触一氧化碳作业人员的职业健康监护

（一）上岗前职业健康检查

1. 检查对象：拟录用的从事接触生产性一氧化碳的人员和转岗拟接触人员。

2. 检查目的：发现职业禁忌证（中枢神经系统器质性疾病）。

3. 检查内容：一是症状询问，重点询问中枢神经病史及相关症状；二是体格检查，包括内科常规检查、神经系统常规检查；三是实验室和其他检查，必检项目包括血常规、尿常规、心电图、血清 ALT。

（二）在岗期间职业健康检查（推荐性）

1. 检查对象：所有职业性接触一氧化碳的在岗人员。

2. 检查目的：发现职业禁忌证（中枢神经系统器质性疾病）。

3. 检查内容：一是症状询问，重点询问中枢神经病史及相关症状；二是体格检查，包括内科常规检查、神经系统常规检查；三是实验室和其他检查，必检项目包括血常规、尿常规、心电图、血清 ALT。

4. 健康检查周期：3 年 1 次。

（三）应急职业健康检查

1. 检查对象：对于短时间大量接触者或较大量接触者，需要立即进行应急体检，必要时住院观察。

2. 检查目的：及时发现职业病（职业性急性一氧化碳中毒）。

3. 检查内容：一是症状询问，重点询问吸入高浓度一氧化碳的职业接触史及中枢神经系统症状，如头痛、头昏、恶心、呕吐、心悸、气急、四肢无力等；二是体格检查，包括内科常规检查，神经系统常规检查及运动功能、病理反射检查，眼底检查；三是实验室和其他检查，必检项目包括血常规、尿常规、心电图、血碳氧血红蛋白、血氧饱和度，选检项目有头颅 CT 或 MRI、脑电图、心肌酶谱、肌钙蛋白。

四、工人在职业健康检查中的注意事项

（一）体检前一天要注意休息，避免剧烈运动和情绪激动，保证充足睡眠，不要吃对肝、肾功能有损害的药物，以免影响体检结果。

（二）体检前 8 小时应禁食、禁水。

（三）体检者要如实回答体检医生的询问，如实填写职业史和职业病危害接触史。

（四）体检前要洗澡，尿液采集时应留取新鲜尿液，晨尿最好，避免经血、白带、粪便、精液、阴道分泌物污染尿液，还要避免烟灰等异物污染尿液。

（五）静脉抽血后，需按压针头穿刺点 3～5 分钟，防止形成血肿。

（六）进行心电图检查要安静平卧，肌肉放松，避免精神紧张造成心率异常；不要在走远路、爬楼、劳动或运动后进行检查；应穿容易穿脱的宽松衣服，女性不要穿着连衣裙，以免给心电图检查带来不便；将手表摘下，手机、钥匙、刀具等取出，防止干扰心电图；测试时不要与医生交流，也不要移动，以免影响检查结果。

（七）脑电图检查前要清洗头部。

第十一节　接触硫化氢作业人员的职业健康监护

一、接触硫化氢的作业

硫化氢是无色、剧毒、酸性气体，有一种特殊的臭鸡蛋味。储存含有硫化氢物质的容器破损、输送硫化氢的管道或阀门泄漏或含有硫化氢的废气、废液不当处置，疏通阴沟、化粪池、清理污水沉淀池等均有可能接触较大量硫化氢。硫化氢还见于味精精制、生麻脱胶、皮革鞣制、化学制浆、黑液蒸发、黑液燃烧、清浆、玻璃纸制取、石油脱硫、精氨盐水碳化、二硫化碳电炉制取、二硫化碳甲烷制取、二硫化钼制取、碳酸钡制取、氯化物制取、锌盐制取、钼酸铵制取、偏硼酸钠制取、硫黄制取、硫氢化钠制取、氢氧化钡制取、荧光粉制取、煤焦气化、油气转化、合成氨净化、乐果硫化、马拉硫磷合成、甲拌磷硫化、对硫磷酯化、烃类原料裂解、裂解气急冷、裂解气净化、芳烃抽提、煤油加氢、烷基苯脱蜡脱氢、有机酸合成、其他有机原料合成、含钴颜料氧化、锌钡白制取、钛液制备、染料合成、硫氰酸钠加成、硫氰酸钠精制、合成药加成、粘纤纺丝、塑化、切断、精炼、橡胶硫化、冲边硫化、旧胎硫化，污水处理、城建环卫、窖井作业、腌菜糟（坑）清理、酒糟清理、渔轮清理等环节中。硫化氢通过呼吸道进入人体。

二、硫化氢对人体的危害

硫化氢是窒息性气体，强烈的神经毒素，对黏膜有强烈刺激作用。吸入少量高浓度硫化氢可于短时间内致命，低浓度的硫化氢对眼、呼吸系统及中枢神经都有影响。

（一）轻度中毒

轻度中毒主要是刺激症状，表现为流泪、眼刺痛、流涕、咽喉部灼热感、咳嗽，或伴有头痛、头晕、乏力、恶心等症状。剧烈咳嗽时常常伴有恶心、呕吐，脱离接触后短期内可恢复。

（二）中度中毒

接触高浓度硫化氢后以脑病表现为主，出现咳嗽、头痛、头晕、恶心、呕吐、烦躁、意识障碍、抽搐、昏迷等，部分病例可同时伴有肺水肿。

（三）重度中毒

接触极高浓度硫化氢后可发生电击样死亡，即在接触后数秒或数分钟内呼吸骤停，数分钟后可发生心跳停止；也可立即或数分钟内昏迷，并因呼吸骤停而死亡。死亡可在无警觉的情况下发生，因当察觉到硫化氢气味时可立即嗅觉丧失。

三、接触硫化氢作业人员的职业健康监护

（一）上岗前职业健康检查

1. 检查对象：拟录用的从事接触生产性硫化氢的人员和转岗拟接触人员。

2. 检查目的：发现职业禁忌证（中枢神经系统器质性疾病）。

3. 检查内容：一是症状询问，重点询问中枢神经系统疾病等相关症状；二是体格检查，包括内科常规检查、神经系统常规检查；三是实验室和其他检查，必检项目包括血常规、尿常规、心电图、血清 ALT，选检项目有 X 射线高千伏胸片。

（二）在岗期间职业健康检查（推荐性）

1. 检查对象：所有职业性接触硫化氢的人员。

2. 检查目的：早期发现职业禁忌证（中枢神经系统器质性疾病）。

3. 检查内容：同上岗前职业健康检查。

4. 健康检查周期：3 年 1 次。

（三）应急职业健康检查

1. 检查对象：对于短时间大量接触者或较大量接触者，需要立即进行应急体检，必要时住院观察。

2. 检查目的：及时发现职业病（职业性急性硫化氢中毒）。

3. 检查内容：一是包括症状询问，重点询问短期内吸入大量硫化氢的职业接触史，眼部刺激症状，以及呼吸系统、神经系统症状；二是体格检查，包括内科常规检查，神经系统常规检查及运动功能、病理反射检查，眼底检查；三是实验室和其他检查，必检项目包括血常规、尿常规、心电图、肝功能、X 射线高千伏胸片、心肌酶谱、肌钙蛋白（TnT）、血氧饱和度，选检项目有血气分析、头颅 CT 或 MRI、脑电图。

四、工人在职业健康检查中的注意事项

（一）体检前一天要注意休息，避免剧烈运动和情绪激动，保证充足睡眠，不要吃对肝、肾功能有损害的药物，以免影响体检结果。

（二）体检前 8 小时应禁食、禁水。

（三）体检者要如实回答体检医生的询问，如实填写职业史和职业病危害接触史。

（四）体检前要洗澡；尿液采集时应留取新鲜尿液，晨尿最好，避免经血、白带、粪便、精液、阴道分泌物污染尿液，还要避免烟灰等异物污染尿液。

（五）静脉抽血后，需按压针头穿刺点 3～5 分钟，防止形成血肿。

（六）做胸部 X 射线检查时，勿穿戴有金属的衣服和饰品；在医生指导下，胸壁紧贴摄影架，双脚自然分开，双臂尽力内旋，充分吸气后屏气状态进行摄影。怀孕期间尽量不要进行 X 射线检查，必须要检查的，要告知医生，做好腹部防护工作。

（七）进行心电图检查要安静平卧，肌肉放松，避免精神紧张造成心率异常；不要在走远路、爬楼、劳动或运动后进行检查；应穿容易穿脱的宽松衣服，女性不要穿着连衣裙，以免给心电图检查带来不便，并手表摘下，手机、钥匙、刀具等取出，防止干扰心电图；测试时不要与医生交流，也不要移动，以免影响检查结果。

第六章 接触有机化合物的职业健康监护

第一节　接触苯、甲苯、二甲苯作业人员的职业健康监护

一、接触苯、甲苯、二甲苯的作业

苯及其同系物是煤焦油分馏或石油裂解产物，人工也可以合成。工业中，苯用作化工原料，如生产酚、氯苯、硝基苯、香料、药物（磺胺、非那西汀等）、丁苯橡胶、苯乙烯、染料、炸药、农药，还用作油脂、橡胶、涂料的溶剂及其稀释剂，医药行业用于药物浸渍、萃取。由于甲苯、二甲苯毒性较苯低，在用做溶剂或稀释剂方面逐渐替代了苯。苯、甲苯、二甲苯在一般情况下不易完全分离，工业用甲苯或二甲苯都含有 2％～10％的苯。在工业生产中，苯系物主要经呼吸道进入人体，皮肤也可少量进入人体。

二、苯、甲苯、二甲苯对人体的危害

接触高浓度苯、甲苯、二甲苯可引起急性中毒，轻者表现为头晕、头痛、眩晕、醉酒感、步态不稳，有的表现为嗜睡、手足麻

木、视物模糊；消化系统可有恶心、呕吐等症状，黏膜刺激表现为流泪、咳嗽等；一般脱离现场及时处理后，短时间就可好转，很少留后遗症。

如果短时间接触浓度过高，可引起重度中毒，除以上表现外，还可出现昏迷、抽搐、震颤，极严重的可因呼吸中枢麻痹而死亡。

长时间接触较低浓度苯，会引起慢性中毒。慢性苯中毒是逐渐发生的，中毒情况因工作环境、个人健康状况而不同，也与性别、年龄有关。神经系统症状表现为头晕、头痛、乏力、失眠或多梦，记忆力减退等。造血系统损害表现为早期血象异常，不及时脱离和治疗，病情可加重，可发展成继发性再生障碍性贫血或继发性白血病。

长期吸入低浓度甲苯、二甲苯蒸气，可见身体软弱、头晕、头痛、恶心、食欲减退、感觉异常及失眠等。

三、苯、甲苯、二甲苯作业人员的职业健康监护

苯、甲苯、二甲苯在一般情况下不易完全分离，工业用甲苯、二甲苯会含有少量苯（2%～15%），所以工业接触甲苯、二甲苯应参照苯进行健康检查。

（一）上岗前职业健康检查

1. 检查对象：拟录用的从事接触生产性苯、甲苯、二甲苯的人员和转岗拟接触人员。

2. 检查目的：发现职业禁忌证，包括血常规检查白细胞数量低于 $4\times10^9/L$ 者、中性粒细胞数量低于 $2\times10^9/L$ 者、血小板计数低于 $6\times10^{10}/L$ 者和患有造血系统疾病者。

3. 检查内容：一是症状询问，重点询问神经系统和血液系统病史及症状，如头痛、头晕、乏力、失眠、多梦、记忆力减退、皮肤黏膜出血、月经异常等；二是体格检查，主要是内科常规检查；三是实验室和其他检查，必检项目包括血常规、尿常规、血清

ALT、心电图、肝脾 B 超。

（二）在岗期间职业健康检查

1. 检查对象：所有职业性接触苯、甲苯、二甲苯的人员。

2. 检查目的：早期发现职业病（职业性慢性苯中毒和职业性苯所致白血病）和职业禁忌证（造血系统疾病）。

3. 检查内容：一是症状询问（同上岗前职业健康检查）；二是体格检查（同上岗前职业健康检查）；三是实验室和其他检查中，必检项目包括血常规（注意细胞形态及分类）、尿常规、心电图、血清 ALT、肝脾 B 超，选检项目有尿反-反式粘糠酸测定、尿酚、骨髓穿刺。

4. 复查：体检中发现的血液指标异常者需要进行定期复查，每周复查1次，连续复查2次。

5. 健康检查周期：1年1次。

（三）离岗时职业健康检查

1. 检查对象：包括职业接触苯、甲苯、二甲苯的辞职人员、退休人员、内部转岗脱离接触人员。

2. 检查目的：早期发现职业病（职业性慢性苯中毒和职业性苯所致白血病）。

3. 检查内容：同在岗期间职业健康检查。

4. 检查时间：一般是脱离岗位前，如最后一次在岗期间的健康检查在离岗前 90 天内，可视为离岗体检。

（四）应急健康检查

1. 检查对象：短时间接触较大量苯、甲苯、二甲苯者，常见于泄漏事故和误操作导致工作场所短时间苯、甲苯、二甲苯浓度严重超标情况。

2. 检查目的：及时发现职业病（职业性急性苯系物中毒）。

3. 检查内容：一是症状询问，重点询问短期内大量苯的职业接触史及头晕、头痛、恶心、呕吐、烦躁、步态蹒跚等症状；二是体格检查，包括内科常规检查，神经系统常规检查及运动功能、病理反射检查，眼底检查；三是实验室和其他检查分必检项目和选检项目，必检项目有血常规、尿常规、心电图、肝功能、肝脾 B 超，选检项目有尿反-反式粘糠酸、尿酚、脑电图、头颅 CT 或磁共振。

四、工人在职业健康检查中的注意事项

（一）体检前一天要注意休息，避免剧烈运动和情绪激动，保证充足睡眠，不要吃对肝、肾功能有损害的药物，以免影响体检结果。

（二）体检前 8 小时应禁食、禁水。

（三）体检者要如实回答体检医生的询问，如实填写职业史和职业病危害接触史。

（四）尿液采集时应留取新鲜尿液，避免经血、白带、粪便、精液、阴道分泌物污染尿液，还要避免烟灰等异物污染尿液。

（五）静脉抽血后，需按压针头穿刺点 3～5 分钟，防止形成血肿。

（六）心电图检查时要安静平卧，肌肉放松，避免精神紧张造成心率异常；不要在走远路、爬楼、劳动或运动后进行检查；应穿容易穿脱的宽松衣服，女性不要穿着连衣裙，以免给心电图检查带来不便；将手表摘下，手机、钥匙、刀具等取出，防止干扰心电图；测试时不要与医生交流，也不要移动，以免影响检查结果。

第二节　接触二硫化碳作业人员的职业健康监护

一、接触机会

二硫化碳为无色易挥发的液体，是工业上应用广泛的化学溶

剂，主要应用于生产粘胶纤维、玻璃纸及橡胶硫化等工业，此外还用于矿石浮选、碱纤维制备、石油和石蜡的精制、汽油加氢精制、加氢裂化、燃料油调和、二硫化碳制取、一氯化硫制取、有机硫杀菌剂合成、醚类合成、有机试剂合成、无机试剂提纯、无机试剂溶解、无机试剂精制、促进剂合成、合成药缩合水解硫化裂解，作为溶剂用于溶解树脂、脂肪、清漆等。

在二硫化碳生产和使用作业岗位的从业人员均可能接触二硫化碳，可通过呼吸道和皮肤进入人体，也可经皮肤和胃肠道吸收。

二、中毒的临床表现

（一）职业性急性中毒

多发生于突发性生产事故中。作业人员在短时间内吸入过高浓度的二硫化碳或皮肤被严重污染而发生急性中毒。轻度中毒主要表现为头痛、头晕、恶心等症状；中度中毒主要表现为酒醉样感、步态不稳、喜怒无常等症状；重度中毒时出现谵妄、昏迷、意识丧失、伴强直性及阵挛性抽搐，严重者可因呼吸衰竭而死亡。部分患者在急性中毒恢复后，可遗留头痛、失眠、乏力等类神经症的表现，个别可残留精神异常、痴呆等症状。

（二）职业性慢性中毒

长期接触较低浓度二硫化碳主要表现为中枢和周围神经系统的损害。根据中毒程度的不同，可分为以下几种情况。

1. 观察对象：有头痛、头昏、乏力、睡眠障碍、记忆力减退、下肢无力、四肢发麻等症状；或眼底出现视网膜微动脉瘤；或神经—肌电图显示有可疑的神经源性损害而无周围神经损害的典型症状及体征。

2. 轻度中毒：有头晕、头痛、失眠、多梦、乏力、记忆力减退、激动等神经衰弱综合征，多汗、心动过速或过缓、血压波动超出正常范围或心电图呈现心律不齐等；四肢末端明确感觉减退，肌电图显示两条以上的神经传导速度减慢；脑电图呈中度异常；视网膜微动脉瘤、出血点或片状出血、渗出；可有视力、视野障碍等表现。

3. 重度中毒：轻度中毒的表现加重；出现中毒性脑病，表现为小脑共济失调、偏瘫等，或表现中毒性精神病，如出现幻觉、妄想、易怒、抑郁；多发性周围神经病变明显加重，表现为四肢远端麻木、感觉异常、下肢无力；视功能（视力、视野）高度障碍。

三、接触二硫化碳作业人员的职业健康监护

（一）上岗前职业健康检查

1. 检查对象：拟录用的从事接触二硫化碳的人员和转岗拟接触人员。

2. 检查目的：发现职业禁忌证（包括中枢神经系统器质性疾病、多发性周围神经病、视网膜病变）。

3. 检查内容：一是症状询问，重点询问神经系统、糖尿病、眼科疾病史及相关症状，如下肢无力、四肢发麻、体重下降、视力下降、视物模糊等；二是体格检查，包括内科常规检查、神经系统常规检查及肌力共济运动检查、眼科常规检查及眼底检查；三是实验室和其他检查，必检项目包括血常规、尿常规、心电图、血清ALT、血糖、血脂，选检项目有神经-肌电图、视野。

（二）在岗期间职业健康检查

1. 检查对象：是所有职业性接触二硫化碳的在岗人员。

2. 检查目的：早期发现职业病（职业性慢性二硫化碳中毒）、疑似职业病、职业禁忌证（同上岗前职业健康检查）。

3. 检查内容：一是症状询问，重点询问头痛、头昏、乏力、睡眠障碍、记忆力减退、下肢无力、四肢麻木，视力下降、视物模

糊等症状；二是体格检查，检查内容同上岗前职业健康检查；三是实验室和其他检查，必检项目包括血常规、尿常规、血糖、血脂，选检项目有血清 ALT、肾功能、心电图、视野、神经-肌电图。

4.健康检查周期：1 年 1 次。

（三）离岗时职业健康检查

1.检查对象：包括职业接触二硫化碳的辞职人员、退休人员、内部转岗脱离接触人员。

2.检查目的：早期发现职业病（职业性慢性二硫化碳中毒）。

3.检查内容：同在岗期间职业健康检查。

4.检查时间：一般是脱离岗位前，如最后一次在岗期间的健康检查在离岗前 90 天内，可视为离岗体检。

四、工人在职业健康检查中的注意事项

（一）体检前一天要注意休息，避免剧烈运动和情绪激动，保证充足睡眠，不要吃对肝、肾功能有损害的药物，以免影响体检结果。

（二）体检前 8 小时应禁食、禁水。

（三）体检者要如实回答体检医生的询问，如实填写职业史和职业病危害接触史。

（四）体检前要洗澡；尿液采集时应留取新鲜尿液，晨尿最好，避免经血、白带、粪便、精液、阴道分泌物污染尿液，还要避免烟灰等异物污染尿液。

（五）静脉抽血后，需按压针头穿刺点 3～5 分钟，防止形成血肿。

（六）心电图检查时要安静平卧，肌肉放松，避免精神紧张造成心率异常；不要在走远路、爬楼、劳动或运动后进行检查；应穿容易穿脱的宽松衣服，女性不要穿着连衣裙，以免给心电图检查带

来不便；将手表摘下，手机、钥匙、刀具等取出，防止干扰心电图；测试时不要与医生交流，也不要移动，以免影响检查结果。

（七）肌电图检查前要洗澡，以达到清洁皮肤而降低肌电图操作中所使用的电极片与皮肤之间接触界面阻抗的目的；适量饮食，不宜空腹作肌电图；穿宽松的内衣裤，便于在检查时容易露出上下肢；不要佩戴金银首饰；检查时要关闭手机。

（八）眼科检查前要避免过度用眼；屈光不正者，应该随身携带自己的眼镜；戴角膜镜者，检查当日应改戴框架眼镜；女性不做眼部化妆。

第三节　接触四氯化碳作业人员的职业健康监护

一、接触机会

四氯化碳是一种无色，能溶解脂肪、油漆等多种物质，易挥发、不易燃的液体，用作溶剂、灭火剂、有机物的氯化剂、香料的浸出剂、纤维的脱脂剂、粮食的蒸煮剂，是甲烷氯化、一氯甲烷氯化、卤代烃合成、毒杀芬合成、丙烯氯化制造、己内酰胺制备、三氯甲烷制造、甲基氯硅烷合成、氯化橡胶合成、氟硅橡胶合成的原辅材料。还用于金属表面除油、机械部件清洗、药物的萃取。四氯化碳可通过呼吸道、消化道、皮肤进入人体。

二、中毒的临床表现

（一）急性中毒

神经系统表现为头晕、头痛、乏力、神志模糊、意识障碍、昏迷。吸入量大会迅速昏迷甚至死亡。消化系统症状表现为恶心、呕吐、腹痛、腹泻。中毒第2～4天呈现肝、肾损害征象，严重者发生肝功能衰竭。肾脏损害症状表现为蛋白尿、红细胞尿、管型尿，严重者肾功能衰竭，少数可有心肌损害、心房颤动、心室早搏。经口中毒，肝脏症状明显。

（二）慢性中毒

表现为神经衰弱症候群及胃肠功能紊乱，少数可有肝肿大及肝功能异常，肾功能损害罕见，视神经炎及周围神经炎也为数很少。

三、接触四氯化碳作业人员的职业健康监护

（一）上岗前职业健康检查

1. 检查对象：拟录用的从事接触四氯化碳的人员和转岗拟接触人员。

2. 检查目的：发现职业禁忌证（慢性肝病）。

3. 检查内容：一是症状询问，重点询问消化系统病史及症状，如头晕、乏力、恶心、食欲不振、肝区疼痛等；二是体格检查，主要是内科常规检查；三是实验室和其他检查，必检项目包括血常规、尿常规、心电图、肝功能，选检项目有肝脾B超。

（二）在岗期间职业健康检查

1. 检查对象：所有职业性接触四氯化碳的在岗人员。

2. 检查目的：早期发现职业病（职业性慢性中毒性肝病）、疑似职业病、职业禁忌证（慢性肝病）。

3. 检查内容：一是症状询问，重点询问头痛、头晕、乏力、失眠、记忆力减退，恶心、食欲不振、上腹饱胀、肝区疼痛等症状；二是体格检查，内科常规检查时重点检查肝脏；三是实验室和其他检查，必检项目有血常规、尿常规、心电图、肝功能、肝脾B超，选检项目有肾功能。

4. 健康检查周期：肝功能检查，半年1次；健康检查，3年

1 次。

（三）应急职业健康检查

1. 检查对象：对于短时间大量接触者或较大量接触者，需要立即进行应急体检，必要时住院观察。

2. 检查目的：及时发现职业病（职业性急性四氯化碳中毒）。

3. 检查内容：一是症状询问，重点询问短期内接触大量四氯化碳的职业接触史及头昏、头痛、乏力、精神恍惚、恶心、呕吐、食欲减退、肝区疼痛、上呼吸道黏膜刺激等症状；二是体格检查，主要包括内科常规检查（注意肝脏触诊和压痛）、神经系统常规检查、眼底检查；三是实验室及其他检查，必检项目包括血常规、尿常规、心电图、肝功能、肾功能、肝肾 B 超。

（四）离岗时职业健康检查

1. 检查对象：包括职业接触四氯化碳的辞职人员、退休人员、内部转岗脱离接触人员。

2. 检查目的：早期发现职业病（职业性中毒性肝病）。

3. 检查内容：同在岗期间职业健康检查。

4. 检查时间：一般是脱离岗位前，如最后一次在岗期间的健康检查在离岗前 90 天内，可视为离岗体检。

四、工人在职业健康检查中的注意事项

（一）体检前一天要注意休息，避免剧烈运动和情绪激动，保证充足睡眠，不要吃对肝、肾功能有损害的药物，以免影响体检结果。

（二）体检前 8 小时应禁食、禁水。

（三）体检者要如实回答体检医生的询问，如实填写职业史和职业病危害接触史。

（四）体检前要洗澡；尿液采集时应留取新鲜尿液，晨尿最好，

避免经血、白带、粪便、精液、阴道分泌物污染尿液，还要避免烟灰等异物污染尿液。

（五）静脉抽血后，需按压针头穿刺点 3~5 分钟，防止形成血肿。

（六）心电图检查时要安静平卧，肌肉放松，避免精神紧张造成心率异常；不要在走远路、爬楼、劳动或运动后进行检查；应穿容易穿脱的宽松衣服，女性不要穿着连衣裙，以免给心电图检查带来不便；将手表摘下，手机、钥匙、刀具等取出，防止干扰心电图；测试时不要与医生交流，也不要移动，以免影响检查结果。

（七）眼科检查前避免过度用眼，女性不做眼部化妆。

第四节　接触甲醇作业人员的职业健康监护

一、接触机会

甲醇是无色、有酒精气味、易挥发的液体。甲醇用途广泛，在脂肪烃合成、甲醇加氢氯化、一氯甲烷氯化、溴甲烷合成、卤代烃合成、甲醇气相氨化、脂肪胺合成、甲醇合成、甲醇分离、酯类合成、丙烯酸甲酯制取、甲醇羰基化、甲醇醚化、醚类合成、甲醇氧化、醛类合成、丁烷氯化、有机酸合成、其他有机原料合成中使用，还是重要的溶剂，亦可掺入汽油作替代燃料使用，还用于二氟一氯甲烷裂解、三氟氯乙烯制备、MMA 酯化、二甲基苯酚合成、聚苯醚合成、聚三氟乙烯合成、丙烯酸甲酯合成、聚酯醚树脂合成、聚芳醚树脂合成，在醋酸乙烯聚合、聚乙烯醇醇解、DMT 酯化、DMT 精制、DMT 酯交换、照相乳剂制备、照相乳剂溶化、感光材料涂布、片基制备、醚类香料合成、醛类香料合成、酯类香料合成、氮类香料合成、医药工业广泛使用。甲醇可通过呼吸道、消化道、皮肤进入人体。

二、甲醇对人体的危害

(一)急性中毒

多由误服甲醇或含甲醇的工业酒精勾兑的酒类或饮料、吸入大量甲醇蒸气所致,临床表现为中枢神经系统症状、眼部损害及代谢性酸中毒,可并发急性胰腺炎、心律失常、转氨酶升高和肾功能减退等症状。

中毒症状潜伏期8~36小时,若同时摄入乙醇,可使潜伏期延长。中毒早期呈酒醉状态,出现头昏、头痛、乏力、嗜睡或失眠症状,很少出现乙醇中毒时的欣快感,严重者出现谵妄、意识模糊、昏迷等;双眼可有疼痛、视物模糊或复视、视力突然下降、甚至失明等症状,眼底检查可见视网膜充血、出血、视神经乳头水肿等。

(二)慢性中毒

可表现为视力减退、视野缺损、视神经萎缩,并伴有自主神经功能紊乱等症状。

三、接触甲醇作业人员的职业健康监护

(一)上岗前职业健康检查

1. 检查对象:拟录用的从事接触生产性甲醇的人员和转岗拟接触人员。

2. 检查目的:发现职业禁忌证(视网膜及视神经病,中枢神经系统器质性疾病)。

3. 检查内容:一是症状询问,重点询问有关视网膜和视神经病、神经系统器质性疾病的症状;二是体格检查,包括内科常规检查、神经系统常规检查、眼科常规检查及眼底检查;三是实验室和其他检查,必检项目包括血常规、尿常规、心电图、肝功能、肝脾

B 超，选检项目有视野。

（二）在岗期间职业健康检查（推荐性）

1. 检查对象：所有职业性接触甲醇的在岗人员。

2. 检查目的：早期发现职业禁忌证（视网膜及视神经病、中枢神经系统器质性疾病）。

3. 检查内容：同上岗前职业健康检查。

4. 健康检查周期：3 年 1 次。

（三）应急职业健康检查

1. 检查对象：对于短时间大量接触者或较大量接触者，需要立即进行应急体检，必要时住院观察。

2. 检查目的：及早发现职业病（职业性急性甲醇中毒）。

3. 检查内容：一是症状询问，重点询问短期内接触大量甲醇的职业接触史及头痛、头晕、乏力、视物模糊及眼、上呼吸道刺激症状；二是体格检查，包括内科常规检查，神经系统常规检查及运动功能、病理反射检查，眼科常规检查及视野、眼底检查；三是实验室及其他检查，必检项目包括血常规、尿常规、心电图、肝功能、血气分析，选检项目有血液甲醇或甲酸测定、尿甲醇或甲酸测定、头颅 CT 或磁共振（MRI）。

四、工人在职业健康检查中的注意事项

（一）体检前一天要注意休息，避免剧烈运动和情绪激动，保证充足睡眠，不要吃对肝、肾功能有损害的药物，以免影响体检结果。

（二）体检前 8 小时应禁食、禁水。

（三）体检者要如实回答体检医生的询问，如实填写职业史和职业病危害接触史。

（四）体检前要洗澡；尿液采集时应留取新鲜尿液，晨尿最好，

避免经血、白带、粪便、精液、阴道分泌物污染尿液，还要避免烟灰等异物污染尿液。

（五）静脉抽血后，需按压针头穿刺点 3～5 分钟，防止形成血肿。

（六）眼科检查前，应保证充分的休息，避免过度用眼；屈光不正者应该随身携带自己的眼镜，戴角膜镜者检查当日应改戴框架眼镜；女性不做眼部化妆。

（七）心电图检查时要安静平卧，肌肉放松，避免精神紧张造成心率异常；不要在走远路、爬楼、劳动或运动后进行检查；应穿容易穿脱的宽松衣服，女性不要穿着连衣裙，以免给心电图检查带来不便；将手表摘下，手机、钥匙、刀具等取出，防止干扰心电图；测试时不要与医生交流，也不要移动，以免影响检查结果。

第五节　接触汽油作业人员的职业健康监护

一、接触机会

汽油是无色或微黄色液体，是石油裂解产物，主要成分为 C_5-C_{12} 脂肪烃和环烃类，并含少量芳香烃（苯、甲苯、二甲苯等）。汽油易挥发、易燃、易爆。主要用于内燃机燃料，橡胶、油漆、防水涂料、染料、人造革、黏合剂、制药行业，有的使用汽油作溶剂，还用于机器零件的清洗。汽油可以通过皮肤接触和呼吸进入人体，消化道进入多由于误服。

二、汽油的健康危害

（一）急性中毒

短时间吸入较高浓度汽油蒸气后，轻者表现为头痛、头晕、四肢无力、恶心、呕吐、神志恍惚、步态不稳、兴奋、视物模糊、复视、心悸、面色苍白、四肢湿冷，重者表现为突然晕倒、意识丧失、昏迷、四肢抽搐、痉挛。如果汽油液体意外进入呼吸道，则表现为剧烈呛咳、胸痛、痰中带血或铁锈色痰、呼吸困难、乏力、发热。如果汽油液体进入胃肠，则表现为频繁呕吐、呕吐物带血，并伴有口、咽灼热感，腹痛、腹泻等症状。

（二）慢性中毒

长时间低浓度吸入汽油，表现为头痛、头晕、记忆力减退、失眠、多梦、手颤、肢体麻木、乏力、多汗、心悸。如果接触的汽油含正己烷组分较高，可损坏周围神经，表现为四肢远端麻木、感觉异常及无力，手套、袜套感觉减退，严重者可导致肢体瘫痪。脑部损坏表现为表情淡漠、反应迟钝、记忆及计算能力下降等。如果汽油中苯组分较高，可影响造血系统。

三、接触汽油作业人员的职业健康监护

（一）上岗前职业健康检查

1. 检查对象：拟录用的从事接触汽油的人员和转岗拟接触人员。

2. 检查目的：发现职业禁忌证（严重慢性皮肤疾患、多发性周围神经病）。

3. 检查内容：一是症状询问，重点询问神经精神病史、皮肤病史及相关症状等；二是体格检查，包括内科常规检查，皮肤科检查，神经系统常规检查及肌力、共济运动检查；三是实验室和其他检查，必检项目包括血常规、尿常规、心电图、血清 ALT、血糖，选检项目有神经-肌电图。

（二）在岗期间职业健康检查

1. 检查对象：所有职业性接触汽油的在岗人员。

2. 检查目的：早期发现职业病（包括职业性慢性溶剂汽油中毒、汽油致职业性皮肤病）、疑似职业病、职业禁忌证（包括慢性皮肤疾患和多发性周围神经病）。

3. 检查内容：一是症状询问，重点询问周围神经病症状，如头晕、乏力、四肢远端麻木、痛触觉减退等；二是体格检查，检查内容同上岗前职业健康检查；三是实验室和其他检查，检查内容同上岗前职业健康检查。

4. 健康检查周期：1年1次。

（三）离岗时职业健康检查

1. 检查对象：职业接触汽油的辞职人员、退休人员、内部转岗脱离接触人员。

2. 检查目的：早期发现职业病（职业性慢性溶剂汽油中毒、汽油致职业性皮肤病）。

3. 检查内容：同在岗期间职业健康检查。

4. 检查时间：一般是脱离岗位前，如最后一次在岗期间的健康检查在离岗前90天内，可视为离岗体检。

（四）应急健康检查

1. 检查对象：短时间接触较大量汽油者，常见于泄漏事故、误操作导致工作场所短时间汽油浓度严重超标情况。

2. 检查目的：及早发现职业病（职业性急性溶剂汽油中毒）。

3. 检查内容：一是症状询问，重点询问短时期内吸入较高浓度汽油的职业接触史及神经精神等相关症状；二是体格检查，包括内科常规检查，神经系统常规检查及运动功能、病理反射检查，眼底检查；三是实验室和其他检查，必检项目包括血常规、尿常规、心电图、X射线高千伏胸片，选检项目有脑电图、头颅CT或MRI。

四、工人在职业健康检查中的注意事项

（一）体检前一天要注意休息，避免剧烈运动和情绪激动，保证充足睡眠，不要吃对肝、肾功能有损害的药物，以免影响体检结果。

（二）体检前 8 小时应禁食、禁水。

（三）体检者要如实回答体检医生的询问，如实填写职业史和职业病危害接触史。

（四）尿液采集时应留取新鲜尿液，避免经血、白带、粪便、精液、阴道分泌物污染尿液，还要避免烟灰等异物污染尿液。

（五）静脉抽血后，需按压针头穿刺点 3～5 分钟，防止形成血肿。

（六）心电图检查时要安静平卧，肌肉放松，避免精神紧张造成心率异常；不要在走远路、爬楼、劳动或运动后进行检查；应穿容易穿脱的宽松衣服，女性不要穿着连衣裙，以免给心电图检查带来不便；将手表摘下，手机、钥匙、刀具等取出，防止干扰心电图；测试时不要与医生交流，也不要移动，以免影响检查结果。

（七）肌电图检查前一天要洗澡，以达到清洁皮肤而降低肌电图操作中所使用的电极片与皮肤之间接触界面阻抗的目的；适量饮食，不宜空腹作肌电图检查；穿宽松的内衣裤，便于在检查时容易露出上下肢；不要佩戴金银首饰；检查时要关闭手机。

（八）做胸部 X 射线检查时，勿穿戴有金属的衣服和饰品；在医生指导下，胸壁紧贴摄影架，双脚自然分开，双臂尽力内旋，充分吸气后屏气状态进行摄影。怀孕期间尽量不要进行 X 射线检查，必须要检查的，要告知医生，做好腹部防护工作。

（九）脑电图检查前需清洗头部。

第六节 接触溴甲烷作业人员的 职业健康监护

一、接触机会

溴甲烷,一种无色无味的液体,易挥发,能溶于多种有机溶剂,具有中等毒性,常用做植物杀虫剂、杀菌剂、土壤熏蒸剂和谷物熏蒸剂,也用于木材防腐剂、灭火剂、有机合成原料和制冷剂等。在溴甲烷制取和上述使用过程中,工作人员会有接触。

溴甲烷可经呼吸道、消化道和皮肤进入人体。职业中毒途径主要是呼吸道,皮肤沾染也可经皮吸收,特别是皮肤长时间接触液态溴甲烷污染的衣物、手套等,可导致中毒。

二、中毒的临床表现

(一)急性中毒
急性中毒主要损害的靶器官是中枢神经系统和呼吸系统。

接触溴甲烷气体可出现眼睛和黏膜刺激症状。吸入后,一般经数小时或一两天潜伏期后才出现急性中毒症状。轻度中毒可有头痛、无力、全身不适、晕眩、恶心、呕吐、视物不清、共济失调、咳嗽、胸闷、咳痰等症状,有的有精神症状和四肢麻木;重者很快发展成脑水肿、肺水肿,伴有抽搐、狂躁、昏迷、紫绀等。吸入量大的可致死亡。

(二)慢性中毒
慢性中毒表现为全身乏力、头痛、记忆力减退、步态不稳、易激动、视力下降、肢体发痛发软。

三、接触溴甲烷作业人员的职业健康监护

（一）上岗前职业健康检查

1. 检查对象：拟录用的从事接触生产性溴甲烷的人员和转岗拟接触人员。

2. 检查目的：发现职业禁忌证（中枢神经系统器质性疾病）。

3. 检查内容：一是症状询问，重点询问神经系统病史及相关症状；二是体格检查，包括内科常规检查，神经系统常规检查；三是实验室和其他检查，必检项目包括血常规、尿常规、心电图、血清 ALT、X 射线高千伏胸片。

（二）在岗期间职业健康检查（推荐性）

1. 检查对象：所有职业性接触溴甲烷的在岗人员。

2. 检查目的：发现职业禁忌证（中枢神经系统器质性疾病）。

3. 检查内容：一是症状询问，重点询问神经系统病史及相关症状；二是体格检查，包括内科常规检查、神经系统常规检查；三是实验室和其他检查，必检项目包括血常规、尿常规、心电图、血清 ALT、X 射线高千伏胸片。

4. 健康检查周期：3 年 1 次。

（三）应急职业健康检查

1. 检查对象：对于短时间大量或较大量接触溴甲烷者，需要立即进行应急体检，必要时住院观察。

2. 检查目的：及时发现职业病（职业性急性溴甲烷中毒）。

3. 检查内容：一是症状询问，重点询问短期内吸入较高浓度溴甲烷的职业接触史及神经精神、呼吸系统等相关症状；二是体格检查，包括内科常规检查，神经系统常规检查及运动功能、病理反射检查，眼底检查；三是实验室和其他检查，必检项目包括血常规、尿常规、心电图、肾功能、X 射线高千伏胸片，选检项目有脑

电图、头颅 CT 或 MRI、血溴和尿溴。

四、工人在职业健康检查中的注意事项

（一）体检前一天要注意休息，避免剧烈运动和情绪激动，保证充足睡眠，不要吃对肝、肾功能有损害的药物，以免影响体检结果。

（二）体检前 8 小时应禁食、禁水。

（三）体检者要如实回答体检医生的询问，如实填写职业史和职业病危害接触史。

（四）体检前要洗澡；尿液采集时应留取新鲜尿液，晨尿最好，避免经血、白带、粪便、精液、阴道分泌物污染尿液，还要避免烟灰等异物污染尿液。

（五）静脉抽血后，需按压针头穿刺点 3～5 分钟，防止形成血肿。

（六）心电图检查时要安静平卧，肌肉放松，避免精神紧张造成心率异常；不要在走远路、爬楼、劳动或运动后进行检查；应穿容易穿脱的宽松衣服，女性不要穿着连衣裙，以免给心电图检查带来不便；将手表摘下，手机、钥匙、刀具等取出，防止干扰心电图；测试时不要与医生交流，也不要移动，以免影响检查结果。

（七）做胸部 X 射线检查时，勿穿戴有金属的衣服和饰品；在医生指导下，胸壁紧贴摄影架，双脚自然分开，双臂尽力内旋，充分吸气后屏气状态进行摄影。怀孕期间尽量不要进行 X 射线检查，必须要检查的，要告知医生，做好腹部防护工作。

（八）脑电图检查前清洗头部。

第七节　接触1，2-二氯乙烷作业人员的 职业健康监护

一、接触机会

1，2-二氯乙烷为无色透明油状液体，味甜，易挥发，属高毒物，用于燃料油调和、有机磷杀虫剂合成、有机氯杀菌剂合成、其他杀菌剂合成、生长调节剂合成、脂肪胺合成、乙烯氧化、氯乙醇环化、活性染料合成、硫化剂合成、氧氯化、二氯乙烷精馏、二氯乙烷裂解、氯乙烯精制、合成药卤化、合成药酰化、合成药缩合、合成药环合、合成药消除、塑料粘接。1，2-二氯乙烷可经呼吸道、消化道、皮肤吸收。

二、中毒的临床表现

急性中毒潜伏期较短，接触高浓度或误服，数分钟至数十分钟即可发病，出现头晕、头痛、烦躁、乏力、步态不稳、意识模糊，有的有恶心、呕吐、腹痛症状；病情恶化时出现脑水肿、剧烈头疼、呕吐频繁、抽搐甚至昏迷、死亡；对眼睛及呼吸道有刺激作用；吸入可引起肺水肿；抑制中枢神经系统、刺激胃肠道和引起肝、肾和肾上腺损害。

慢性影响：长期低浓度接触可引起神经衰弱综合征，头痛、失眠、乏力，可损害肝肾，可致皮肤脱屑或皮炎。

三、接触1，2-二氯乙烷作业人员的职业健康监护

（一）上岗前职业健康检查

1. 检查对象：拟录用的从事接触生产性1，2-二氯乙烷的人员和转岗拟接触人员。

2. 检查目的：发现职业禁忌证（中枢神经系统器质性疾病和慢性肝病）。

3. 检查内容：一是症状询问，重点询问中枢神经系统、肝脏疾病史和相关症状；二是体格检查，包括内科常规检查、神经系统常规检查；三是实验室和其他检查，必检项目包括血常规、尿常规、心电图、肝功能。

（二）在岗期间职业健康检查（推荐性）

1. 检查对象：所有职业性接触1，2-二氯乙烷的在岗人员。

2. 检查目的：早期发现职业禁忌证（中枢神经系统器质性疾病和慢性肝病）。

3. 检查内容：同上岗前职业健康检查。

4. 健康检查周期：3年1次。

（三）应急职业健康检查

1. 检查对象：对于短时间较大量接触者，需要立即进行应急体检，必要时住院观察。

2. 检查目的：及时发现职业病（职业性急性1，2-二氯乙烷中毒）。

3. 检查内容：一是症状询问，重点询问短期内吸入大量1，2-二氯乙烷的职业接触史及中枢神经系统等症状；二是体格检查，包括内科常规检查、神经系统常规检查、眼底检查；三是实验室和其他检查，必检项目包括血常规、尿常规、心电图、肝功能、尿 β_2-微球蛋白、肝脾B超，选检项目有脑电图、头颅CT或MRI。

四、工人在职业健康检查中的注意事项

（一）体检前一天要注意休息，避免剧烈运动和情绪激动，保证充足睡眠，不要吃对肝、肾功能有损害的药物，以免影响体检结果。

（二）体检前 8 小时应禁食、禁水。

（三）体检者要如实回答体检医生的询问，如实填写职业史和职业病危害接触史。

（四）体检前要洗澡；尿液采集时应留取新鲜尿液，晨尿最好，避免经血、白带、粪便、精液、阴道分泌物污染尿液，还要避免烟灰等异物污染尿液。

（五）静脉抽血后，需按压针头穿刺点 3～5 分钟，防止形成血肿。

（六）心电图检查时要安静平卧，肌肉放松，避免精神紧张造成心率异常；不要在走远路、爬楼、劳动或运动后进行检查；应穿容易穿脱的宽松衣服，女性不要穿着连衣裙，以免给心电图检查带来不便；将手表摘下，手机、钥匙、刀具等取出，防止干扰心电图；测试时不要与医生交流，也不要移动，以免影响检查结果。

（七）眼科检查前，应保证充分的休息，避免过度用眼。屈光不正者应该随身携带自己的眼镜，戴角膜镜者检查当日应改戴框架眼镜；女性不做眼部化妆。

（八）脑电图检查前清洗头部。

第八节　接触正己烷作业人员的职业健康监护

一、接触机会

正己烷，是低毒、有微弱的特殊气味的无色液体。正己烷在工业上主要用作溶剂，常用于制鞋、制包黏合剂的溶剂成分，还用于电子信息产业生产过程中的擦拭清洗作业，还是食品制造业的粗油浸出剂、塑料制造业的丙烯溶剂回收剂、化学实验中的萃取剂，以及日用化学品生产时的花香溶剂萃取剂、食用植物油的提取剂、橡胶和涂料的溶剂、颜料的稀释剂。正己烷可以通过皮肤接触和呼吸道进入人体。

二、正己烷的健康危害性

正己烷有麻醉和刺激作用，长期接触可导致周围神经炎。

（一）急性中毒

短时间吸入较高浓度正己烷蒸气后，可有眼睛和呼吸道刺激症状以及中枢神经麻醉症状，可出现头痛、头晕、恶心、共济失调等症状，重者可引起神志丧失甚至死亡。

（二）慢性中毒

长期接触可出现头痛、头晕、乏力、胃纳减退等症状，后四肢远端逐渐发展成感觉异常，麻木，触、痛、震动和位置等感觉减退，尤以下肢为甚，上肢较少出现以上症状。症状进一步发展为下肢无力、肌肉疼痛、肌肉萎缩及运动障碍。

三、正己烷作业人员的职业健康监护

（一）上岗前职业健康检查

1. 检查对象：拟录用的从事接触生产性正己烷的人员和转岗拟接触人员。

2. 检查目的：发现职业禁忌证（多发性周围神经病）。

3. 检查内容：一是症状询问，重点询问周围神经病、糖尿病病史及相关症状；二是体格检查：包括内科常规检查和神经系统常规检查及肌力、共济运动检查；三是实验室和其他检查，必检项目包括血常规、尿常规、心电图、血清 ALT、血糖，选检项目有神经-肌电图。

（二）在岗期间职业健康检查

1. 检查对象：所有职业性接触正己烷的在岗人员。

2. 检查目的：早期发现职业病（职业性慢性正己烷中毒）、疑似职业病、职业禁忌证（多发性周围神经病）。

3. 检查内容：一是症状询问，重点询问周围神经损害的相关症状，如肢体远端麻木、疼痛、乏力等；二是体格检查，内容同上岗前职业健康检查；三是实验室和其他检查，必检项目包括血常规、尿常规、心电图、血糖，选检项目有神经-肌电图、尿 2、5-己二酮。

4. 健康检查周期：1 年 1 次。

（三）离岗时职业健康检查

1. 检查对象：包括职业接触正己烷的辞职人员、退休人员、内部转岗脱离接触人员。

2. 检查目的：早期发现职业病（职业性慢性正己烷中毒）。

3. 检查内容：同在岗期间职业健康检查。

4. 检查时间：一般是脱离岗位前，如最后一次在岗期间的健康检查在离岗前 90 天内，可视为离岗体检。

四、工人在职业健康检查中的注意事项

（一）体检前一天要注意休息，避免剧烈运动和情绪激动，保证充足睡眠，不要吃对肝、肾功能有损害的药物，以免影响体检结果。

（二）体检前 8 小时应禁食、禁水。

（三）体检者要如实回答体检医生的询问，如实填写职业史和职业病危害接触史。

（四）尿液采集时应留取新鲜尿液，避免经血、白带、粪便、精液、阴道分泌物污染尿液，还要避免烟灰等异物污染尿液。

（五）静脉抽血后，需按压针头穿刺点 3～5 分钟，防止形成血肿。

（六）心电图检查时要安静平卧，肌肉放松，避免精神紧张造成心率异常；不要在走远路、爬楼、劳动或运动后进行检查；应穿容易穿脱的宽松衣服，女性不要穿着连衣裙，以免给心电图检查带来不便；将手表摘下，手机、钥匙、刀具等取出，防止干扰心电图；测试时不要与医生交流，也不要移动，以免影响检查结果。

（七）肌电图检查前一天要洗澡，以达到清洁皮肤而降低肌电图操作中所使用的电极片与皮肤之间接触界面阻抗的目的；适量饮食，不宜空腹作肌电图；穿宽松的内衣裤，以便在检查时容易露出上下肢；不要佩戴金银首饰；检查时要关闭手机。

第九节　接触苯的氨基硝基化合物作业人员的职业健康监护

一、接触机会

苯的氨基硝基化合物常见的有苯胺、甲苯胺、二甲苯胺、N，N—二甲基苯胺、二苯胺、硝基苯、硝基甲苯、对硝基苯胺、二硝基苯、二硝基甲苯等。苯类化合物在常温下是固体或液体，沸点高，挥发性低，难溶于水，易溶于脂肪和有机溶剂。

苯类化合物主要用于染料制造，医药合成，化学试剂制造，橡胶、炸药、涂料、鞋油、油墨、香料、农药、塑料制造等化学工业。在生产条件下，苯类毒物以粉尘或蒸气的形态存在于环境中，在生产过程中直接或间接污染皮肤是引起中毒的主要原因，其粉尘或蒸气经呼吸道进入人体也可引起中毒，经消化道进入体内较少见。

二、职业危害的表现

（一）急性中毒

苯类化合物急性中毒主要表现是生成高铁血红蛋白而致缺氧和紫绀。一般芳香族氨基化合物引起的紫绀出现早，而硝基化合物引起的紫绀出现较晚。急性中毒根据中毒程度可分为：

1. 轻度中毒：一般高铁血红蛋白浓度为 10%～30%。中毒者口唇周围呈紫蓝色，病人无不适感，但有时伴有头昏、头痛、无力、恶心、呕吐等。随着中毒加深，紫绀可扩展到鼻尖、耳壳、指甲及颜面等部位。

2. 中度中毒：高铁血红蛋白浓度为 30%～50%。中毒者除有显著紫绀外，还出现缺氧症状，如头痛、头晕、疲乏、无力、全身酸痛、呼吸困难、心动过速、反应迟钝、嗜睡、腱反射亢进等，以及出现轻度溶血性贫血，赫恩氏小体可高于 20%～30%。

3. 重度中毒：高铁血红蛋白浓度为 60%～70%。除上述症状加重外，病人额面呈灰淡蓝色，口唇呈青紫色，尿呈葡萄酒色或暗褐色，可发生急性循环衰竭、抽搐、惊厥、血压下降、尿便失禁、昏迷、休克，严重者可并发继发性溶血、血尿、蛋白尿、尿频、尿急、尿痛、体温升高、肝肿大、肝功能异常、心律失常及心电图异常等，赫恩氏小体高达 50% 以上。

（二）慢性中毒

中毒者表现为头痛、头晕失眠、多梦、记忆力减退、疲乏、无力等，以及恶心、腹胀、肝肿大、肝功能异常、心悸、气短、多汗、血压偏低、血红蛋白降低，偶见心律失常（如窦性心动过速或过缓）、束支传导阻滞等，少见接触性皮炎、晶体混浊、溶血性贫血等。

三、苯的氨基硝基化合物作业人员的职业健康监护

（一）上岗前职业健康检查

1. 检查对象：拟录用的从事接触生产性苯的氨基硝基化合物的人员和转岗拟接触人员。

2. 检查目的：发现职业禁忌证（慢性肝病）。

3. 检查内容：一是症状询问，重点询问血液病史、慢性肝病史及相关症状；二是体格检查，包括内科常规检查；三是实验室和其他检查，必检项目包括血常规、尿常规、心电图、肝功能，选检项目有肝脾 B 超。

（二）在岗期间职业健康检查（推荐性）

1. 检查对象：所有职业性接触苯的氨基硝基化合物的在岗人员。

2. 检查目的：发现职业禁忌证（慢性肝病）。

3. 检查内容：同上岗前职业健康检查。

4. 健康检查周期：3 年 1 次。

（三）应急职业健康检查

1. 检查对象：对于短时间大量接触者或较大量接触者，需要立即进行应急体检，必要时住院观察。

2. 检查目的：及时发现职业病（职业性急性苯的氨基硝基化合物中毒）。

3. 检查内容：一是症状询问，重点询问短期内接触高浓度苯的氨基或硝基化合物的职业史及头晕、头痛、乏力、恶心、食欲减退、胸闷等症状；二是体格检查，主要包括内科常规检查，并观察口唇、耳郭、指（趾）甲发绀；三是实验室和其他检查，必检项目包括血常规、尿常规、心电图、肝功能、高铁血红蛋白，选检项目有肾功能、红细胞赫恩氏小体。

四、工人在职业健康检查中的注意事项

（一）体检前一天要注意休息，避免剧烈运动和情绪激动，保证充足睡眠，不要吃对肝、肾功能有损害的药物，以免影响体检结果。

（二）体检前 8 小时应禁食、禁水。

（三）体检者要如实回答体检医生的询问，如实填写职业史和职业病危害接触史。

（四）尿液采集时应留取新鲜尿液，避免经血、白带、粪便、精液、阴道分泌物污染尿液，还要避免烟灰等异物污染尿液。

（五）静脉抽血后，需按压针头穿刺点 3～5 分钟，防止形成血肿。

（六）心电图检查时要安静平卧，肌肉放松，避免精神紧张造成心率异常；不要在走远路、爬楼、劳动或运动后进行检查；应穿容易穿脱的宽松衣服，女性不要穿着连衣裙，以免给心电图检查带来不便；将手表摘下，手机、钥匙、刀具等取出，防止干扰心电图；测试时不要与医生交流，也不要移动，以免影响检查结果。

第十节　接触三硝基甲苯作业人员的职业健康监护

一、接触机会

三硝基甲苯（TNT）为白色或淡黄色针状结晶，俗称黄色炸药，无臭，有吸湿性，沸点为 240℃（爆炸），熔点为 80.35～81.1℃，难溶于水，易溶于氯仿、苯、甲苯、丙酮，突然受热能引起爆炸。三硝基甲苯作为炸药广泛用于军事工业的弹体装药和采矿

爆破、隧道开凿、建筑拆毁、染料制造等，在其粉碎、过筛、配料、包装等生产过程中，可产生粉尘及蒸气，可经呼吸道、皮肤和消化道进入人体。在工业生产中，三硝基甲苯主要经呼吸道和皮肤进入人体。

二、三硝基甲苯对人体的危害性

（一）急性中毒

在生产条件下，急性中毒很少见，以慢性中毒为主。短时间大量接触导致急性中毒，轻者有头晕、头痛、恶心、呕吐、食欲不振、上腹部痛、面色苍白、口唇、鼻尖、耳郭、指（趾）端紫绀，尿急、尿频和排尿痛等表现；重者除上述症状加重外，病人意识不清，呼吸浅而急促，大小便失禁，瞳孔散大，对光反应消失，角膜及腱反射消失，严重者可因呼吸麻痹死亡。

（二）慢性中毒

小剂量长时间接触可导致慢性中毒，全身症状表现为面色苍白、口唇和耳郭呈青紫色的"三硝基甲苯面容"，眼部主要表现为晶状体混浊，可发展成中毒性白内障，是该毒物接触者最常见、最早和特异性表现。消化系统表现为食欲差、恶心、呕吐、厌油、腹痛和便秘等外，还有肝肿大、肝区痛、肝功能检验异常等。血液系统损害表现为低色素性贫血，个别严重者可发展至再生障碍性贫血。

三、三硝基甲苯作业人员的职业健康监护

（一）上岗前职业健康检查

1. 检查对象：拟录用的从事接触生产性三硝基甲苯的人员和转岗拟接触人员。

2. 检查目的：发现职业禁忌证（慢性肝病、白内障）。

3. 检查内容：一是症状询问，重点询问消化系统、眼科疾病史及相关症状，如食欲不振、乏力、腹胀、肝区疼痛、视力改变等；二是体格检查，包括内科常规检查（重点检查肝脏）、眼睛常规检查以及晶状体、玻璃体、眼底检查；三是实验室和其他检查，必检项目包括血常规、尿常规、肝功能、心电图，选检项目有肝脾B超。

（二）在岗期间职业健康检查

1. 检查对象：所有职业性接触三硝基甲苯的在岗人员。

2. 检查目的：早期发现职业病（职业性慢性三硝基甲苯中毒、职业性三硝基甲苯致白内障）、疑似职业病、职业禁忌证（同上岗前职业健康检查）。

3. 检查内容：一是症状询问，重点询问消化系统、眼科疾病史及相关症状，如食欲不振、乏力、腹胀、肝区疼痛、视力改变等；二是体格检查，包括内科常规检查（重点检查肝脏）、眼科常规检查及眼晶状体、玻璃体、眼底检查；三是实验室和其他检查，必检项目包括血常规、心电图、肝功能、肝脾B超。

4. 健康检查周期：肝功能检查，半年1次；健康检查，1年1次。

（三）离岗时职业健康检查

1. 检查对象：职业接触三硝基甲苯的辞职人员、退休人员、内部转岗脱离接触人员。

2. 检查目的：早期发现职业病（职业性慢性三硝基甲苯中毒、职业性三硝基甲苯致白内障）。

3. 检查内容：同在岗期间职业健康检查。

4. 检查时间：一般是脱离岗位前，如最后一次在岗期间的健康检查在离岗前90天内，可视为离岗体检。

四、工人在职业健康检查中的注意事项

（一）体检前一天要注意休息，避免剧烈运动和情绪激动，保证充足睡眠，不要吃对肝、肾功能有损害的药物，以免影响体检结果。

（二）体检前 8 小时应禁食、禁水。

（三）体检者要如实回答体检医生的询问，如实填写职业史和职业病危害接触史。

（四）尿液采集时应留取新鲜尿液，避免经血、白带、粪便、精液、阴道分泌物污染尿液，还要避免烟灰等异物污染尿液。

（五）静脉抽血后，需按压针头穿刺点 3～5 分钟，防止形成血肿。

（六）心电图检查时要安静平卧，肌肉放松，避免精神紧张造成心率异常；不要在走远路、爬楼、劳动或运动后进行检查；应穿容易穿脱的宽松衣服，女性不要穿着连衣裙，以免给心电图检查带来不便；将手表摘下，手机、钥匙、刀具等取出，防止干扰心电图；测试时不要与医生交流，也不要移动，以免影响检查结果。

（七）眼科检查前，应保证充分的休息，避免过度用眼；屈光不正者应该随身携带自己的眼镜，戴角膜镜者检查当日应改戴框架眼镜；女性不做眼部化妆。

第十一节　接触联苯胺作业人员的
职业健康监护

一、接触机会

联苯胺为白色或微带淡黄色的稳定针状结晶或粉末，可燃，露

置于空气中光线照射时颜色加深，市售商品常呈淡黄色；难溶于冷水，微溶于热水，可溶于乙醇乙醚。

联苯胺用作聚氨酯橡胶与纤维生产中的扩链剂，为有机合成和偶氮染料的中间体，在橡胶工业中用作添加剂。联苯胺可通过呼吸道、消化道、皮肤进入人体。

二、对人体健康的影响

联苯胺可引起接触性皮炎，对黏膜有刺激作用。国际癌症研究中心已确认联苯胺为致癌物，长期接触可引起出血性膀胱炎、膀胱乳头状瘤和膀胱癌。

三、联苯胺接触者的职业健康监护

（一）上岗前职业健康检查

1. 检查对象：拟录用的从事接触性联苯胺的人员和转岗拟接触人员。

2. 检查目的：发现职业禁忌证（尿脱落细胞检查巴氏分级国际标准Ⅳ级及以上）。

3. 检查内容：一是症状询问，重点询问泌尿系统疾病史及相关症状；二是体格检查，包括内科常规检查；三是实验室和其他检查，必检项目包括血常规、尿常规、心电图、血清 ALT、尿脱落细胞检查（巴氏染色法或荧光素吖啶橙染色法），选检项目有膀胱B超或彩超。

（二）在岗期间职业健康检查

1. 检查对象：所有职业性接触联苯胺的在岗人员。

2. 检查目的：早期发现职业病（联苯胺所致膀胱癌、职业性接触性皮炎）。

3. 检查内容：一是症状询问，重点询问泌尿系统病史及相关症状，如无痛性血尿等；二是体格检查，包括内科常规检查，重点检查皮肤、腰腹部包块和膀胱触诊检查；三是实验室和其他检查，必检项目包括血常规、尿常规、尿脱落细胞检查（巴氏染色法或荧光素吖啶橙染色法），选检项目有膀胱镜检查、膀胱B超或彩超。

4. 健康检查周期：1年1次。

（三）离岗时职业健康检查

1. 检查对象：职业接触联苯胺的辞职人员、退休人员、内部转岗脱离接触人员。

2. 检查目的：早期发现职业病（联苯胺所致膀胱癌、职业性接触性皮炎）。

3. 检查内容：同在岗期间职业健康检查。

4. 检查时间：一般是脱离岗位前，如最后一次在岗期间的健康检查在离岗前90天内，可视为离岗体检。

（四）离岗后职业健康检查（推荐性）

1. 检查对象：接触联苯胺的已经离岗人员。

2. 目标疾病：早期发现职业病（联苯胺所致膀胱癌）。

3. 检查内容：同在岗期间职业健康检查。

4. 检查时间：随访10年，2年1次。

四、工人在职业健康检查中的注意事项

（一）体检前一天要注意休息，避免剧烈运动和情绪激动，保证充足睡眠，不要吃对肝、肾功能有损害的药物，以免影响体检结果。

（二）体检前8小时应禁食、禁水。

（三）体检者要如实回答体检医生的询问，如实填写职业史和职业病危害接触史。

（四）体检前要洗澡；尿液采集时应留取新鲜尿液，晨尿最好，

避免经血、白带、粪便、精液、阴道分泌物污染尿液，还要避免烟灰等异物污染尿液。

（五）静脉抽血后，需按压针头穿刺点 3～5 分钟，防止形成血肿。

（六）膀胱 B 超检查时需憋尿使膀胱保持尿液充盈。如需喝水，需在采血后再喝。

（七）心电图检查时要安静平卧，肌肉放松，避免精神紧张造成心率异常；不要在走远路、爬楼、劳动或运动后进行检查；应穿容易穿脱的宽松衣服，女性不要穿着连衣裙，以免给心电图检查带来不便；将手表摘下，手机、钥匙、刀具等取出，防止干扰心电图；测试时不要与医生交流，也不要移动，以免影响检查结果。

第十二节 接触甲醛作业人员的职业健康监护

一、接触机会

甲醛用于生产脲醛树脂及酚醛树脂，在服装、树脂整理、木材防腐、医药消毒、造纸、染料、农药合成、油漆制造、石油工业、清洁剂生产领域有广泛使用。在甲醛和含甲醛物质的生产使用过程中，作业人员会有职业接触。甲醛可通过呼吸道进入人体，对皮肤黏膜有刺激作用。

二、甲醛对人体的危害性

（一）急性中毒

1. 甲醛刺激反应：表现为一过性的眼及上呼吸道刺激症状，如眼刺痛、流泪、咽痛、胸闷、咳嗽等，胸部听诊及胸部 X 射线无异常发现。

2. 轻度中毒：有视物模糊、头晕、头痛、乏力等全身症状，胸部 X 射线检查除出现肺纹理增强外，无重要阳性发现。

3. 中度中毒：在轻度中毒表现基础上有持续咳嗽、声音嘶哑、胸痛、呼吸困难等症状，胸部 X 射线检查有散在的点片状或斑片状阴影。

4. 重度中毒：吸入量较大者，可出现喉头水肿及窒息、肺水肿、昏迷、休克等症状。

（二）慢性影响

长期接触低浓度甲醛，眼睛和咽喉部可出现刺激症状。一些研究认为甲醛可导致鼻腔癌症多发。

三、接触甲醛作业人员的职业健康监护

（一）上岗前职业健康检查

1. 检查对象：拟录用的从事接触生产性甲醛的人员和转岗拟接触人员。

2. 检查目的：发现职业禁忌证（慢性阻塞性肺病、支气管哮喘、慢性间质性肺病、伴有气道高反应的过敏性鼻炎）。

3. 检查内容：一是症状询问，重点询问呼吸系统疾病史、过敏史及相关症状；二是体格检查，包括内科常规检查，重点检查呼吸系统、鼻及咽部常规检查；三是实验室和其他检查，必检项目包括血常规、尿常规、心电图、血清 ALT、血嗜酸细胞计数、肺功能、X 射线高千伏胸片，选检项目有肺弥散功能、非特异性支气管激发试验、血清总 IgE。

（二）在岗期间职业健康检查

1. 检查对象：所有职业性接触甲醛的在岗人员。

2. 检查目的：发现职业病（职业性哮喘、甲醛致职业性皮肤病、职业性刺激性化学物致慢性阻塞性肺疾病）、疑似职业病、职

业禁忌证（慢性间质性肺病、伴有气道高反应的过敏性鼻炎）。

3. 检查内容：一是症状询问，重点询问呼吸系统疾病史、过敏史及相关症状；二是体格检查，包括内科常规检查、皮肤科检查、鼻及咽部常规检查；三是实验室和其他检查，必检项目包括血常规、尿常规、心电图、血清 ALT、血嗜酸细胞计数、肺功能、X 射线高千伏胸片，选检项目有肺弥散功能、变应原皮肤试验、血清甲醛特异性 IgE 抗体。

4. 健康检查周期：1 年 1 次。

（三）应急职业健康检查

1. 检查对象：对于短时间大量接触者或较大量接触者，需要立即进行应急体检，必要时住院观察。

2. 检查目的：及时发现职业病（职业性急性甲醛中毒、职业性化学性眼灼伤、甲醛致职业性皮肤病）。

3. 检查内容：一是症状询问，重点询问短时间内接触较高浓度甲醛的职业史及眼痛、羞明、流泪、胸闷、气短、气急、咳嗽、咳痰、咯血、胸痛、喘息等症状；二是体格检查：内科常规检查（重点检查呼吸系统）、眼科常规检查（重点检查结膜、角膜病变，必要时裂隙灯检查）、鼻及咽部常规检查（必要时进行咽喉镜检查）、皮肤科常规检查；三是实验室和其他检查，必检项目包括血常规、心电图、X 射线高千伏胸片、血氧饱和度，选检项目有血气分析。

（四）离岗时职业健康检查

1. 检查对象：职业接触甲醛的辞职人员、退休人员、内部转岗脱离接触人员。

2. 检查目的：早期发现职业病（甲醛所致职业性哮喘、职业性刺激性化学物致慢性阻塞性肺疾病）。

3. 检查内容：同在岗期间职业健康检查。

4. 检查时间：一般是脱离岗位前，如最后一次在岗期间的健康检查在离岗前 90 天内，可视为离岗体检。

四、工人在职业健康检查中的注意事项

（一）体检前一天要注意休息，避免剧烈运动和情绪激动，保证充足睡眠，不要吃对肝、肾功能有损害的药物，以免影响体检结果。

（二）体检前 8 小时应禁食、禁水。

（三）体检者要如实回答体检医生的询问，如实填写职业史和职业病危害接触史。

（四）体检前要洗澡；尿液采集时应留取新鲜尿液，晨尿最好，避免经血、白带、粪便、精液、阴道分泌物污染尿液，还要避免烟灰等异物污染尿液。

（五）静脉抽血后，需按压针头穿刺点 3～5 分钟，防止形成血肿。

（六）做胸部 X 射线检查时，勿穿戴有金属的衣服和饰品；在医生指导下，胸壁紧贴摄影架，双脚自然分开，双臂尽力内旋，充分吸气后屏气状态进行摄影。怀孕期间尽量不要进行 X 射线检查，必须要检查的，要告知医生，做好腹部防护工作。

（七）进行心电图检查要安静平卧，肌肉放松，避免精神紧张造成心率异常；不要在走远路、爬楼、劳动或运动后进行检查；应穿容易穿脱的宽松衣服，女性不要穿着连衣裙，以免给心电图检查带来不便；将手表摘下，手机、钥匙、刀具等取出，防止干扰心电图；测试时不要与医生交流，也不要移动，以免影响检查结果。

（八）眼科检查前应保证充分的休息，避免过度用眼；屈光不正者应该随身携带自己的眼镜，戴角膜镜者检查当日应改戴框架眼镜；女性不做眼部化妆。

第十三节　接触氯乙烯作业人员的职业健康监护

一、接触机会

氯乙烯又名乙烯基氯，为无色、易液化气体，是一种应用于高分子化工的重要的单体，可由乙烯或乙炔制得。氯乙烯为合成聚氯乙烯的单体，用作绝缘材料、黏合剂、涂料、合成纤维等，氯乙烯合成过程的转化器、分馏塔、储槽、压缩机以及聚合釜、离心机部位都有可能接触氯乙烯。在氯乙烯聚合釜清洗过程，如空气置换不足，可有大量接触。氯乙烯主要通过呼吸道吸入其蒸气进入体内，液体氯乙烯污染皮肤时会部分经皮肤吸收。

二、氯乙烯对人体的危害

（一）急性中毒

1. 刺激反应：表现为一过性上呼吸道黏膜刺激症状，眼球结膜充血、咽部充血、轻咳等，肺部无阳性体征，亦无麻醉症状。

2. 轻度中毒：呈麻醉前期症状，有眩晕、头痛、无力、恶心、胸闷、嗜睡、步态蹒跚等症状，并可出现心率减慢、血压降低等体征。如及时脱离现场、呼吸新鲜空气，即可恢复。

3. 重度中毒：上述症状加重，可出现意识障碍甚至昏迷、抽搐、躁动、血压下降等症状，可因呼吸、循环衰竭而死亡。

（二）慢性中毒

长期接触氯乙烯，对人体健康可产生多系统、不同程度的影响，如神经衰弱症状（失眠、健忘、注意力不易集中、焦虑、紧张、烦躁、疲乏、工作效率降低、头昏、头痛、全身不适和精神萎糜等）、雷诺综合征（由于寒冷或情绪激动引起发作性的手指或足趾苍白、发紫、然后变为潮红的一组综合征）、周围神经病、肢端溶骨症、肝脏肿大、肝功能异常、血小板减少等。氯乙烯可引起肝血管肉瘤。

三、接触有氯乙烯作业人员的职业健康监护

（一）上岗前职业健康检查

1. 检查对象：拟录用的从事接触氯乙烯作业的人员和转岗拟接触人员。

2. 体检目的：发现职业禁忌证（慢性肝病、类风湿关节炎）。

3. 检查内容：一是症状询问，重点询问肝脏疾病史及关节肿痛、晨僵等症状；二是体格检查；包括内科常规检查、手指骨关节检查；三是实验室和其他检查，必检项目包括血常规、尿常规、心电图、肝功能、类风湿因子，选检项目有肝脾 B 超。

（二）在岗期间职业健康检查

1. 检查对象：所有职业性接触氯乙烯的在岗人员。

2. 检查目的：发现职业病（职业性慢性氯乙烯中毒、氯乙烯所致肝血管肉瘤）、疑似职业病、职业禁忌证（慢性肝病、类风湿关节炎）。

3. 检查内容：一是症状询问，重点询问乏力、恶心、食欲减退、肝区胀痛、手指麻木及小关节疼痛等症状；二是体格检查，包括内科常规检查、骨科检查（注意手指骨、关节的检查）；三是实验室和其他检查，必检项目包括血常规、尿常规、肝功能、肝脾 B超、手部 X 射线摄片（清釜工），选检项目有白指诱发试验。

4. 健康检查周期：肝功能检查，半年 1 次；作业场所有毒作业分级 Ⅱ 级及以上的，1 年 1 次；作业场所有毒作业分级 Ⅰ 级的，2 年 1 次。

（三）应急职业健康检查

1. 检查对象：对于短时间大量接触者或较大量接触者，需要立即进行应急体检，必要时住院观察。

2. 检查目的：及时发现职业病（职业性急性氯乙烯中毒）。

3. 检查内容：一是症状询问，重点询问短时间吸入大量氯乙烯气体的职业接触史及头晕、头痛、恶心、胸闷、乏力、步态蹒跚等酒醉样症状；二是体格检查，包括内科常规检查，神经系统常规检查及运动功能、病理反射检查，眼底检查；三是实验室和其他检查，必检项目包括血常规、尿常规、心电图、肝功能、肝脾 B 超，选检项目有脑电图、头颅 CT 或 MRI。

（四）离岗时职业健康检查

1. 检查对象：职业接触氯乙烯的辞职人员、退休人员、内部转岗脱离接触人员。

2. 检查目的：早期发现职业病（职业性慢性氯乙烯中毒、氯乙烯所致肝血管肉瘤）。

3. 检查内容：同在岗期间职业健康检查。

4. 检查时间：一般是脱离岗位前，如最后一次在岗期间的健康检查在离岗前 90 天内，可视为离岗体检。

四、工人在职业健康检查中的注意事项

（一）体检前一天要注意休息，避免剧烈运动和情绪激动，保证充足睡眠，不要吃对肝、肾功能有损害的药物，以免影响体检结果。

（二）体检前 8 小时应禁食、禁水。

（三）体检者要如实回答体检医生的询问，如实填写职业史和职业病危害接触史。

（四）体检前要洗澡；尿液采集时应留取新鲜尿液，晨尿最好，

避免经血、白带、粪便、精液、阴道分泌物污染尿液,还要避免烟灰等异物污染尿液。

(五)静脉抽血后,需按压针头穿刺点 3～5 分钟,防止形成血肿。

(六)进行心电图检查要安静平卧,肌肉放松,避免精神紧张造成心率异常;不要在走远路、爬楼、劳动或运动后进行检查;应穿容易穿脱的宽松衣服,女性不要穿着连衣裙,以免给心电图检查带来不便;将手表摘下,手机、钥匙、刀具等取出,防止干扰心电图;测试时不要与医生交流,也不要移动,以免影响检查结果。

(七)脑电图检查前清洗头部。

第十四节　接触氯丁二烯作业人员的职业健康监护

一、接触机会

氯丁二烯是无色、易挥发、具有辛辣气味的有毒液体。主要用于生产氯丁橡胶,亦能与苯乙烯、丙烯腈、异戊二烯等共聚,生产各种合成橡胶。作业人员可在橡胶合成、聚合及后处理过程中接触氯丁二烯。氯丁二烯可经呼吸道、消化道、皮肤吸收。

二、中毒的临床表现

(一)急性中毒

轻度中毒:接触低浓度氯丁二烯,可引起强烈的刺激症状,出现眼结膜充血、流泪、咳嗽、胸痛、头痛、头晕、嗜睡、恶心、呕吐等症状。

重度中毒:吸入高浓度氯丁二烯,可引起严重呕吐、烦躁不安、兴奋、抽搐、血压下降、肺水肿、休克，严重者迅速陷入昏迷。

（二）慢性影响

长期接触可致毛发脱落，引发接触性皮炎、结膜炎、角膜周边性坏死，引起头晕、头痛、乏力等症状，以及造成贫血和肝肾损害。

三、接触氯丁二烯作业人员的职业健康监护

（一）上岗前职业健康检查

1. 检查对象：拟录用的从事接触生产性氯丁二烯的人员和转岗拟接触人员。

2. 检查目的：发现职业禁忌证（慢性肝病）。

3. 检查内容：一是症状询问，重点询问肝脏疾病史及头痛、头晕、失眠、记忆力减退、乏力、恶心、食欲减退等症状；二是体格检查，包括内科常规检查、神经系统常规检查；三是实验室和其他检查，必检项目包括血常规、尿常规、心电图、肝功能，选检项目有肝脾 B 超。

（二）在岗期间职业健康检查

1. 检查对象：所有职业性接触氯丁二烯的在岗人员。

2. 检查目的：早期发现职业病（职业性慢性氯丁二烯中毒）、疑似职业病、职业禁忌证（慢性肝病）。

3. 检查内容：一是症状询问，重点询问职业接触史及头痛、头晕、失眠、记忆力减退、乏力、食欲减退、肝区不适、脱发等症状；二是体格检查，包括内科常规检查、神经系统常规检查、皮肤科检查（重点检查有无脱发、指甲变色）；三是实验室和其他检查，必检项目包括血常规、心电图、肝功能、肝脾 B 超。

4. 健康检查周期：肝功能检查，半年 1 次；健康检查，1 年

1次。

（三）应急职业健康检查

1. 检查对象：对于短时间较大量接触者，需要立即进行应急体检，必要时住院观察。

2. 检查目的：及时发现职业病（职业性急性氯丁二烯中毒）。

3. 检查内容：一是症状询问，重点询问短期大量氯丁二烯暴露史和头昏、头痛、乏力、四肢麻木、步态不稳、恶心、呕吐、流泪、咽部干痛、咳嗽、胸闷、呼吸困难等症状；二是体格检查，包括内科常规检查（重点检查呼吸系统）、神经系统常规检查及运动功能、病理反射检查，眼底检查；三是实验室和其他检查，必检项目包括血常规、尿常规、心电图、肝功能、X射线高千伏胸片，选检项目有脑电图、头颅 CT 或 MRI。

（四）离岗时职业健康检查

1. 检查对象：接触职业病危害的辞职人员、退休人员、内部转岗脱离接触人员。

2. 检查目的：发现职业病（职业性慢性氯丁二烯中毒）。

3. 检查内容：同在岗期间职业健康检查。

4. 检查时间：脱离岗位前，如最后一次在岗期间的健康检查在离岗前 90 天内，可视为离岗体检。

四、工人在职业健康检查中的注意事项

（一）体检前一天要注意休息，避免剧烈运动和情绪激动，保证充足睡眠，不要吃对肝肾功能有损害的药物，以免影响体检结果。

（二）体检前 8 小时应禁食、禁水。

（三）体检者要如实回答体检医生的询问，如实填写职业史和职业病危害接触史。

（四）体检前要洗澡；尿液采集时应留取新鲜尿液，晨尿最好，避免经血、白带、粪便、精液、阴道分泌物污染尿液，还要避免烟灰等异物污染尿液。

（五）静脉抽血后，需按压针头穿刺点 3～5 分钟，防止形成血肿。

（六）心电图检查时要安静平卧，肌肉放松，避免精神紧张造成心率异常；不要在走远路、爬楼、劳动或运动后进行检查；应穿容易穿脱的宽松衣服，女性不要穿着连衣裙，以免给心电图检查带来不便；将手表摘下，手机、钥匙、刀具等取出，防止干扰心电图；测试时不要与医生交流，也不要移动，以免影响检查结果。

（七）做胸部 X 射线检查时，勿穿戴有金属的衣服和饰品；在医生指导下，胸壁紧贴摄影架，双脚自然分开，双臂尽力内旋，充分吸气后屏气状态进行摄影。怀孕期间尽量不要进行 X 射线检查，必须要检查的，要告知医生，做好腹部防护工作。

（八）脑电图检查前清洗头部。

第十五节　接触三氯乙烯作业人员的职业健康监护

一、接触机会

三氯乙烯，无色易挥发液体，有似氯仿样微甜气味，可分解成光气、氯化氢、一氧化碳；是优良的有机溶剂，可用作金属表面油污清洗剂，电镀、上漆前的清洁剂，金属脱脂剂，脂肪、油、石蜡的萃取剂，纺织物干洗剂，地毯除垢剂；可用于有机合成、涂荧光层、农药的生产，可用于生产四氯乙烯、六氯乙烷。在三氯乙烯制造和使用过程中，作业人员均有职业接触，主要通过呼吸道进入人体，也可经皮肤和消化道进入人体。

二、中毒的临床表现

（一）急性中毒

短时内大量接触（吸入、经皮或口服）可引起急性中毒，一般多由事故引起。吸入极高浓度时，可迅速昏迷；吸入高浓度时，可有眼和上呼吸道刺激症状。

轻度中毒：接触数小时后，可出现头痛、头晕、恶心、呕吐、步态不稳、嗜睡等症状，重者可发生意识障碍、幻觉、抽搐、昏迷、呼吸麻痹、循环衰竭；心脏损伤主要表现为心律失常、心电图ST-T改变等，严重时可因发生心室纤颤而猝死；肝脏损伤主要表现为肝肿大、肝功能异常、黄疸等中毒性肝病症状；肾脏损伤主要表现为蛋白尿、血尿、管型尿、肾功能异常，甚至出现急性肾衰竭。心脏受累时，可出现心律失学口服中毒发病较急，恶心、呕吐、腹痛、腹泻等消化道症状明显，肝肾损害突出。

经皮肤吸收而中毒多见于使用三氯乙烯清洗物件的作业人员。起病较缓慢，除头痛、头晕、恶心、呕吐等症状外，皮肤可出现红斑、丘疹、水泡。

（二）慢性中毒

是否能引起慢性中毒尚有争议，一般认为可出现头痛、头晕、乏力、食欲下降、失眠等症状。

三、接触三氯乙烯作业人员的职业健康监护

（一）上岗前职业健康检查

1. 检查对象：拟录用的从事生产性接触三氯乙烯的人员和转岗拟接触人员。

2. 检查目的：发现职业禁忌证（慢性肝病、过敏性皮肤病、

中枢神经系统器质性疾病）。

3. 检查内容：一是症状询问，重点询问慢性肝脏、皮肤疾病史及相关症状；二是体格检查，包括内科常规检查，神经系统常规检查，皮肤科检查；三是实验室和其他检查，必检项目包括血常规、尿常规、心电图、肝功能，选检项目有肝脾 B 超。

（二）在岗期间职业健康检查

1. 检查对象：所有职业性接触三氯乙烯的在岗人员。

2. 检查目的：发现职业病（职业性三氯乙烯药疹样皮炎）、疑似职业病、职业禁忌证（慢性肝病、过敏性皮肤病、中枢神经系统器质性疾病）。

3. 检查内容：一是症状询问，重点询问皮疹、发热等症状；二是体格检查，包括内科常规检查，神经系统常规检查，皮肤科检查；三是实验室和其他检查，必检项目包括血常规、尿常规、心电图、肝功能，选检项目有肝脾 B 超。

4. 健康检查周期：上岗后前 3 个月，皮肤科常规检查，1 周 1 次，健康检查，3 年 1 次。

（三）应急职业健康检查

1. 检查对象：对于短时间大量接触者、较大量呼吸吸入或皮肤接触者，需要立即进行应急体检，必要时住院观察。

2. 检查目的：及时发现职业病（职业性急性三氯乙烯中毒、职业性三氯乙烯药疹样皮炎）。

3. 检查内容：一是症状询问，重点询问短期内接触三氯乙烯作业史及头昏、头痛、乏力、心悸、胸闷、咳嗽、恶心、呕吐、食欲减退、皮疹、发热等症状；二是体格检查，包括内科常规检查，神经系统常规检查及运动功能、病理反射检查，皮肤科常规检查，眼底检查；三是实验室和其他检查，必检项目包括血常规、尿常规、心电图、肝功能、肝脾 B 超、尿三氯乙酸，选检项目有脑电图、头颅 CT 或 MRI。

四、工人在职业健康检查中的注意事项

（一）体检前一天要注意休息，避免剧烈运动和情绪激动，保证充足睡眠，不要吃对肝肾功能有损害的药物，以免影响体检结果。

（二）体检前 8 小时应禁食、禁水。

（三）体检者要如实回答体检医生的询问，如实填写职业史和职业病危害接触史。

（四）体检前要洗澡；尿液采集时应留取新鲜尿液，晨尿最好，避免经血、白带、粪便、精液、阴道分泌物污染尿液，还要避免烟灰等异物污染尿液。

（五）静脉抽血后，需按压针头穿刺点 3～5 分钟，防止形成血肿。

（六）心电图检查时要安静平卧，肌肉放松，避免精神紧张造成心率异常；不要在走远路、爬楼、劳动或运动后进行检查；应穿容易穿脱的宽松衣服，女性不要穿着连衣裙，以免给心电图检查带来不便；将手表摘下，手机、钥匙、刀具等取出，防止干扰心电图；测试时不要与医生交流，也不要移动，以免影响检查结果。

（七）脑电图检查前清洗头部。

第十六节　接触二异氰酸甲苯脂作业人员的职业健康监护

一、接触机会

二异氰酸甲苯酯（TDI）又称 2，4－二异氰酸甲苯酯，无色或

淡黄色透明液体。主要用于聚氨酯产品（如泡沫塑料、聚氨酯涂料、聚氨酯橡胶）的生产，在聚酰亚胺纤维和胶黏剂等的生产中也有一些应用。使用和制造二异氰酸甲苯酯过程的蒸馏、发泡、喷涂、浇铸等工艺中会接触到较高浓度的二异氰酸甲苯酯，聚氨酯树脂和塑料在受热达到一定温度时会有二异氰酸甲苯酯单体释放，高温下聚氨酯涂料、黏合剂、密封胶也可热解出二异氰酸甲苯酯。

二异氰酸甲苯酯可通过呼吸道和皮肤进入人体。

二、中毒的临床表现

（一）急性中毒

吸入高浓度二异氰酸甲苯酯，主要表现为对呼吸道和眼睛的刺激症状：眼部有发痒、流泪、视物模糊、结膜充血等症状；呼吸道有咽部发干、气急、胸闷、呼吸困难等症状，严重时可引起喘息性支气管炎、肺炎和肺水肿。

（二）慢性中毒

部分职工在多次接触本品后产生过敏，以后即使接触极微量本品，也能引起典型的哮喘。哮喘主要表现为剧烈咳嗽、胸闷、呼吸困难和喘息，可并发气胸、皮下气肿，反复发作有的可继发慢性支气管炎、肺气肿。

（三）对皮肤的作用

二异氰酸甲苯酯对皮肤有刺激和致敏作用，皮肤接触会发生接触性皮炎，可发生荨麻疹、过敏性皮炎。

三、接触二异氰酸甲苯酯作业人员的职业健康监护

（一）上岗前职业健康检查

1. 检查对象：拟录用的从事接触生产性二异氰酸甲苯酯的人员和转岗拟接触人员。

2. 检查目的：发现职业禁忌证（支气管哮喘、慢性阻塞性肺病、慢性间质性肺病、伴气道高反应的过敏性鼻炎）。

3. 检查内容：一是症状询问，重点询问过敏史、哮喘病史、吸烟史，呼吸系统的喘息、气短、咳嗽、咳痰、呼吸困难、喷嚏、流涕等症状；二是体格检查，主要包括内科常规检查（重点检查呼吸系统）、鼻及咽部常规检查（重点检查有无过敏性鼻炎）；三是实验室和其他检查，必检项目包括血常规、尿常规、心电图、血清ALT、血嗜酸细胞计数、肺功能、X射线高千伏胸片，有过敏史或可疑有过敏体质的受检者可选择的项目有肺弥散功能、非特异性支气管激发试验、血清总 IgE。

（二）在岗期间职业健康检查

1. 检查对象：所有职业性接触二异氰酸甲苯酯的在岗人员。

2. 检查目的：发现职业病（职业性哮喘）、疑似职业病、职业禁忌证（慢性阻塞性肺病、慢性间质性肺病、伴有气道高反应的过敏性鼻炎）。

3. 检查内容：一是症状询问，重点询问喘鸣、咳嗽、胸闷或气短，喷嚏、流涕、结膜充血等症状；二是体格检查，检查内容同上岗前职业健康检查；三是实验室和其他检查，必检项目包括血常规、心电图、血嗜酸细胞计数、肺功能、X射线高千伏胸片，选检项目有肺弥散功能、变应原皮肤试验、抗原特异性 IgE 抗体、变应原支气管激发试验。

4. 检查周期：初次接触致喘物的前两年，半年体检 1 次，2 年后改为 1 年 1 次；在岗期间劳动者新发生过敏性鼻炎，3 个月体检 1 次，连续观察 1 年，1 年后改为 1 年 1 次。

（三）离岗时职业健康检查

1. 检查对象：职业接触二异氰酸甲苯酯的辞职人员、退休人员、内部转岗脱离接触人员。

2. 检查目的：早期发现职业病（职业性哮喘）。

3. 检查内容：同在岗期间职业健康检查。

4. 检查时间：一般是脱离岗位前，如最后一次在岗期间的健康检查在离岗前 90 天内，可视为离岗体检。

四、工人在职业健康检查中的注意事项

（一）体检前一天要注意休息，避免剧烈运动和情绪激动，保证充足睡眠，不要吃对肝肾功能有损害的药物，以免影响体检结果。

（二）体检前 8 小时应禁食、禁水。

（三）体检者要如实回答体检医生的询问，如实填写职业史和职业病危害接触史。

（四）体检前要洗澡；尿液采集时应留取新鲜尿液，晨尿最好，避免经血、白带、粪便、精液、阴道分泌物污染尿液，还要避免烟灰等异物污染尿液。

（五）静脉抽血后，需按压针头穿刺点 3～5 分钟，防止形成血肿。

（六）做胸部 X 射线检查时，勿穿戴有金属的衣服和饰品；在医生指导下，胸壁紧贴摄影架，双脚自然分开，双臂尽力内旋，充分吸气后屏气状态进行摄影。怀孕期间尽量不要进行 X 射线检查，必须要检查的，要告知医生，做好腹部防护工作。

（七）进行肺功能检查时，在医生指导下，平静呼吸 3～5 次后，尽最大努力深吸气到不能再吸气为止，然后以最快的速度、最大的力气把气吹进吹筒，并持续用力 4～6 秒以上。

（八）进行心电图检查要安静平卧，肌肉放松，避免精神紧张造成心率异常；不要在走远路、爬楼、劳动或运动后进行检查；应穿容易穿脱的宽松衣服，女性不要穿着连衣裙，以免给心电图检查

带来不便；将手表摘下，手机、钥匙、刀具等取出，防止干扰心电图；测试时不要与医生交流，也不要移动，以免影响检查结果。

第十七节　接触二甲基甲酰胺作业人员的职业健康监护

一、接触机会

二甲基甲酰胺（DMF）是一种透明液体，能和水及大部分有机溶剂互溶，是化学反应的常用溶剂。纯二甲基甲酰胺没有气味，但工业级或变质的二甲基甲酰胺有微臭味，可用作聚氨酯、聚丙烯腈、聚氯乙烯的溶剂，也可用作萃取剂、医药和农药杀虫脒的原料。二甲基甲酰胺是一种用途极广的化工原料，可用于聚丙烯腈纤维、聚氨酯、异戊二烯等的合成，丁二烯萃取，丁二烯精馏，合成药卤化等。二甲基甲酰胺也是一种用途很广的优良溶剂，在有机反应中，不但被广泛用作反应溶剂，而且是有机合成的重要中间体，在阳离子染料合成中也有使用。

二甲基甲酰胺可经呼吸道、皮肤及消化道吸收进入人体。

二、中毒的临床表现

（一）急性中毒

吸入高浓度二甲基甲酰胺或皮肤大面积污染后，可引起急性中毒。开始时，有眼及上呼吸道刺激症状，表现为眼结膜、咽部充血及不适；6～12 小时潜伏期后，出现胃肠道症状，表现为食欲不振、恶心、呕吐、腹部不适、便秘等，少数病例有中上腹痛。急性中毒时常引起肝脏损害，患者有明显乏力、右上腹不适或胀痛症状，出现黄疸，肝脏逐渐肿大、有压痛，肝功能检查显示异常，其中血清转氨酶升高较明显。肝脏病变一般不严重，经治疗可逐步减轻，数周内病情可完全恢复。

严重急性中毒症状表现为重症中毒性肝病，职业性中毒中较为少见。接触高浓度二甲基甲酰胺，尤其是皮肤被污染严重且未及时彻底洗清者，应警惕发生严重中毒。

（二）慢性中毒

长期接触二甲基甲酰胺，可出现上呼吸道刺激症状及神经衰弱症状群。长期接触低浓度二甲基甲酰胺，可出现消化系统症状，表现为恶心、呕吐、食欲不振、腹痛、便秘。长期接触超过阈限值的二甲基甲酰胺，可有肝功能异常、蛋白尿及心电图改变的症状。

三、接触二甲基甲酰胺作业人员的职业健康监护

（一）上岗前职业健康检查

1. 检查对象：拟录用的从事接触生产性二甲基甲酰胺的人员和转岗拟接触人员。

2. 检查目的：发现职业禁忌证（慢性肝病）。

3. 检查内容：一是症状询问，重点询问，肝脏疾病史及相关症状；二是体格检查，主要包括内科常规检查，重点检查肝脾；三是实验室和其他检查，必检项目包括血常规、尿常规、心电图、肝功能，选检项目有肝脾 B 超。

（二）在岗期间职业健康检查

1. 检查对象：所有职业性接触二甲基甲酰胺剂的在岗人员。

2. 检查的目的：发现职业禁忌证（慢性肝病）。

3. 检查内容：同上岗前职业健康检查。

4. 健康检查周期：肝功能检查，半年 1 次；健康检查，3 年 1 次。

（三）应急职业健康检查

1. 检查对象：对于短时间大量接触者或较大量接触者，需要立即进行应急体检，必要时住院观察。

2. 检查目的：及时发现职业病（职业性急性二甲基甲酰胺中毒）。

3. 检查内容：一是症状询问，重点询问短期内大量二甲基甲酰胺接触史以及头晕、恶心、食欲不振、腹胀、腹痛等消化系统症状；二是体格检查，主要包括内科常规检查（重点检查肝脏）皮肤科常规检查；三是实验室检查及其他检查，必检项目包括血常规、尿常规、心电图、肝功能、肝脾 B 超，选检项目有尿甲基甲酰胺、凝血酶原时间、胃镜、粪便潜血试验。

四、工人在职业健康检查中的注意事项

（一）体检前一天要注意休息，避免剧烈运动和情绪激动，保证充足睡眠，不要吃对肝、肾功能有损害的药物，以免影响体检结果。

（二）体检前 8 小时应禁食、禁水。

（三）体检者要如实回答体检医生的询问，如实填写职业史和职业病危害接触史。

（四）体检前要洗澡；尿液采集时应留取新鲜尿液，晨尿最好，避免经血、白带、粪便、精液、阴道分泌物污染尿液，还要避免烟灰等异物污染尿液。

（五）静脉抽血后，需按压针头穿刺点 3～5 分钟，防止形成血肿。

（六）进行心电图检查要安静平卧，肌肉放松，避免精神紧张造成心率异常；不要在走远路、爬楼、劳动或运动后进行检查；应穿容易穿脱的宽松衣服，女性不要穿着连衣裙，以免给心电图检查带来不便；将手表摘下，手机、钥匙、刀具等取出，防止干扰心电图；测试时不要与医生交流，也不要移动，以免影响检查结果。

第十八节 接触氰及腈类化合物作业人员的职业健康监护

一、接触机会

凡是化学结构中含有氰基团（—CN）的化合物均属于氰化合物，其无机化合物统称为氰类，有机化合物统称为腈类。无机氰化物包括氢氰酸、氰化钠、氰化钾、铁氰化钾、亚铁氰化钾、亚硝基铁氰化物、氯化氰、溴化氰、硫氰酸及其盐类等；有机氰化物包括腈类（乙腈、丙腈、丙烯腈）、异腈类（甲肼、乙肼）、氰酸酯类（氰酸甲酯、氰酸乙酯）、异氰酸酯类（甲苯二异氰酸酯）、硫氰酸酯类（硫氰酸甲酯、硫氰酸乙酯）、异硫氰酸类（异硫氰酸甲酯、异硫氰酸乙酯）等。在氰化氢制备、氰化钠制取、氰化亚铜制取、过硫酸铵合成、乙醛合成乳酸、丙酮氰醇加成、脱氢氰酸、酰卤（胺）合成，甲烷氨氧化、丙烷氨氧化、有机试剂合成、无机试剂合成、无机试剂提纯、菊酯类杀虫剂合成、丙烯氨氧化、丙烯腈精制、镀锌、镀镉、镀银、镀铜、镀青铜、镀黄铜等工艺中均可能接触氰化物。

在丙烯腈聚合、丙烯氨氧化、丙烯腈精制、苯乙烯共聚、己二胺制备、丁腈橡胶聚合、丁腈橡胶回收、丙烯酰胺合成、酰卤（胺）合成、其他有机原料合成工艺中可能接触到腈类物质。生产中氰及腈类化合物可通过呼吸道进入人体。

二、中毒的临床表现

（一）氰及其化合物中毒的临床表现（以氰化氢为例）

大剂量中毒时常发生闪电式昏迷和死亡。摄入后几秒钟即发出尖叫声、发绀、全身痉挛、立即停止呼吸。小剂量中毒时可出现

15～40 分钟的中毒过程。

一般可将急性中毒临床表现分成四期：

1. 前驱期：首先出现呼吸道刺激症状，如流泪、流涎、咽部灼热感，然后伴有头痛、头昏、乏力、胸闷、气短、心慌、恶心、呕吐等。

2. 呼吸困难期：呼吸困难、脉快、瞳孔先缩小后扩大，此后神志迅速模糊、昏迷。

3. 惊厥期：强直性或阵发性惊厥，甚至发生角弓反张、大小便失禁、意识丧失。

4. 麻痹期：全身肌肉松弛，反射消失，呼吸浅慢，最后呼吸、心跳停止。

（二）腈及其化合物中毒的临床表现（以乙腈为例）

乙腈蒸气具有轻度刺激性，浓度较高时能够引起一定程度的上呼吸道刺激症状。与氰化氢相比，乙腈中毒虽然也出现恶心、呕吐、腹痛、腹泻、胸闷、胸痛、疲倦、乏力等症状，严重时也出现呼吸抑制、血压下降、昏迷、抽搐等表现，但起病较缓，潜伏期多在 4 小时以上，病情亦不如氰化氢中毒剧烈严重，极少引起猝死。

三、接触氰及腈类化合物作业人员的职业健康监护

（一）上岗前职业健康检查

1. 检查对象：拟录用的从事接触生产性氰及腈类化合物的人员和转岗拟接触人员。

2. 检查目的：发现职业禁忌证（中枢神经系统器质性疾病）。

3. 检查内容：一是症状询问，重点询问中枢神经系统病史及症状；二是体格检查，主要包括内科常规检查、神经系统常规检查；三是实验室和其他检查，必检项目包括血常规、尿常规、心电图、血清 ALT，选检项目有肝脾 B 超。

（二）在岗期间职业健康检查（推荐性）

1. 检查对象：所有职业性接触氰及腈类化合物的人员。

2. 检查目的：发现职业禁忌证（中枢神经系统器质性疾病）。

3. 检查内容：一是症状询问，重点询问中枢神经系统病史及症状；二是体格检查，包括内科常规检查、神经系统常规检查；三是实验室和其他检查，必检项目包括血常规、尿常规、心电图、血清 ALT，选检项目有肝脾 B 超、尿硫氰酸盐测定。

4. 健康检查周期：3 年 1 次。

（三）应急职业健康检查

1. 检查对象：对于短时间大量接触者或较大量接触者，需要立即进行应急体检，必要时住院观察。

2. 检查目的：早期发现职业病（职业性急性氰化物中毒、职业性急性腈类化合物中毒）。

3. 检查内容：一是症状询问，重点询问短期内接触氰及腈类化合物的职业史及神经系统和消化系统症状；二是体格检查，主要包括内科常规检查，神经系统常规检查及运动功能、病理反射检查；三是实验室和其他检查，必检项目包括血常规、尿常规、心电图、肝功能、血气分析、血浆乳酸浓度、X 射线高千伏胸片，选检项目有脑电图、肝脾 B 超、尿硫氰酸盐。

四、工人在职业健康检查中的注意事项

（一）体检前一天要注意休息，避免剧烈运动和情绪激动，保证充足睡眠，不要吃对肝、肾功能有损害的药物，以免影响体检结果。

（二）体检前 8 小时应禁食、禁水。

（三）体检者要如实回答体检医生的询问，如实填写职业史和职业病危害接触史。

（四）体检前要洗澡；尿液采集时应留取新鲜尿液，晨尿最好，避免经血、白带、粪便、精液、阴道分泌物污染尿液，还要避免烟灰等异物污染尿液。

（五）静脉抽血后，需按压针头穿刺点3～5分钟，防止形成血肿。

（六）进行心电图检查要安静平卧，肌肉放松，避免精神紧张造成心率异常；不要在走远路、爬楼、劳动或运动后进行检查；应穿容易穿脱的宽松衣服，女性不要穿着连衣裙，以免给心电图检查带来不便；将手表摘下，手机、钥匙、刀具等取出，防止干扰心电图；测试时不要与医生交流，也不要移动，以免影响检查结果。

（七）脑电图检查前要清洗头部。

第十九节　接触苯酚作业人员的职业健康监护

一、接触机会

苯酚（C_6H_5OH）是一种具有特殊气味的无色针状晶体，挥发性较低，有芳香气味，是醇类合成、酯类合成、酚酮分解、酚酮精制、苯磺酸钠碱溶、异丙苯氧化、苯甲酸氧化、酚类合成、醚类合成、酮类合成、水杨酸合成、氮杂环类合成、二甲基苯酚合成、酚醛缩合、环氧树脂合成、聚碳酸酯合成、聚酯醚树脂合成、氨基树脂合成、聚芳醚树脂合成、聚酰胺树脂合成的原料，也用于石油、制革、造纸、香料、染料工业，医药上用于消毒和防腐。

酚类化合物可经皮肤黏膜、呼吸道及消化道进入体内。

二、中毒的临床表现

苯酚挥发性低，生产中通过呼吸道进入人体导致的中毒较少见，急性中毒多见于误服。误服可引起消化道灼伤，出现烧灼痛，呼出气带酚味，呕吐物或大便可带血液，有胃肠穿孔的可能，可出现休克、肺水肿、肝或肾损害，出现急性肾功能衰竭，可死于呼吸衰竭。吸入高浓度蒸气可致头痛、头晕、乏力、视物模糊、肺水肿等。

苯酚对皮肤、黏膜有强烈的腐蚀作用，与眼接触可致灼伤。皮肤直接接触固体或高浓度苯酚会被腐蚀或导致坏死。苯酚较大面积与皮肤接触，可经皮肤进入人体，中毒可表现出心律失常、呼吸深而快、血压常偏低等，可出现神志不清或昏迷。

三、接触苯酚作业人员的职业健康监护（甲酚、邻苯二酚、间苯二酚、对苯二酚参照执行）

（一）上岗前职业健康检查

1. 检查对象：拟录用的从事接触生产性苯酚的人员和转岗拟接触人员。

2. 检查目的：发现职业禁忌证（慢性肾脏疾病、严重的皮肤疾病）。

3. 检查内容：一是症状询问，重点询问泌尿系统、神经系统、皮肤病史及症状；二是体格检查，包括内科常规检查，神经系统常规检查，皮肤科常规检查；三是实验室和其他检查，必检项目包括血常规、尿常规、心电图、血清 ALT、网织红细胞、肾功能，选检项目有肝肾 B 超。

（二）在岗期间职业健康检查（推荐性）

1. 检查对象：所有职业性接触苯酚的人员。

2. 检查目的：发现职业禁忌证（慢性肾脏疾病、严重的皮肤疾病）。

3. 检查内容：一是症状询问，重点询问泌尿系统、神经系统、皮肤病史及症状；二是体格检查，包括内科常规检查、神经系统常规检查、皮肤科常规检查；三是实验室和其他检查，必检项目包括血常规、尿常规、心电图、肝功能、网织红细胞、肾功能，选检项目有肝肾 B 超、尿酚。

4. 健康检查周期：3 年 1 次。

（三）应急职业健康检查

1. 检查对象：对于短时间大量接触者或较大量接触者，需要立即进行应急体检，必要时住院观察。

2. 检查目的：早期发现职业病（职业性急性酚中毒、职业性酚皮肤灼伤）。

3. 检查内容：一是症状询问，重点询问酚（酚类化合物如甲酚、邻苯二酚、间苯二酚、对苯二酚）灼伤的职业史及中枢神经系统、心血管系统、泌尿系统、皮肤灼伤等相关症状；二是体格检查，主要包括内科常规检查、神经系统常规检查及病理反射检查、皮肤科常规检查（重点检查皮肤灼伤面积及深度）、眼底检查；三是实验室和其他检查，必检项目包括血常规、尿常规、心电图、肝功能、网织红细胞、肾功能、尿酚，选检项目有肝脾 B 超、心肌酶谱、肌钙蛋白（TnT）。

四、工人在职业健康检查中的注意事项

（一）体检前一天要注意休息，避免剧烈运动和情绪激动，保证充足睡眠，不要吃对肝、肾功能有损害的药物，以免影响体检结果。

（二）体检前 8 小时应禁食、禁水。

（三）体检者要如实回答体检医生的询问，如实填写职业史和职业病危害接触史。

（四）体检前要洗澡；尿液采集时应留取新鲜尿液，晨尿最好，避免经血、白带、粪便、精液、阴道分泌物污染尿液，还要避免烟灰等异物污染尿液。

（五）静脉抽血后，需按压针头穿刺点 3～5 分钟，防止形成血肿。

（六）进行心电图检查要安静平卧，肌肉放松，避免精神紧张造成心率异常；不要在走远路、爬楼、劳动或运动后进行检查；应穿容易穿脱的宽松衣服，女性不要穿着连衣裙，以免给心电图检查带来不便；将手表摘下，手机、钥匙、刀具等取出，防止干扰心电图；测试时不要与医生交流，也不要移动，以免影响检查结果。

第二十节　接触五氯酚作业人员的职业健康监护

一、接触机会

五氯酚为白色粉末或晶体，几乎不溶于水，溶于稀碱液、乙醇、丙酮、乙醚、苯、卡必醇、溶纤剂等，微溶于烃类，与氢氧化钠生成白色结晶状五氯酚钠。五氯酚主要用作水稻田除草剂，纺织品、皮革、纸张和木材的防腐剂和防霉剂，还用于防治白蚁、钉螺等。五氯酚可经呼吸道、消化道、皮肤吸收。

二、中毒的临床表现

（一）急性中毒

急性中毒潜伏期一般为数小时，早期症状为乏力、多汗、发热、烦渴，可伴有头晕、头痛、恶心、呕吐、上腹部疼痛和四肢酸痛等，严重者体温骤然升至 40℃ 以上、烦躁不安、大汗淋漓、呼吸增快、心动过速、意识模糊或昏迷、肌肉呈强直性痉挛或抽搐，血压初时上升，继之下降。如不及时抢救，急性中毒者往往在数小时内死于循环衰竭。部分重度中毒患者可发生心、肝、肾损害，表现为心肌明显受损、肝功能异常，出现血尿、蛋白尿及肾功能减退等。

皮肤污染后，局部可有轻度疼痛、发红、水疱等接触性皮炎症状；吸入五氯酚后，中毒者尚可有眼部疼痛、流泪、咽喉部不适、咳嗽等眼和上呼吸道刺激症状；口服者可有口、咽部烧灼感。

（二）慢性影响

长期接触的作业人员出现皮肤、黏膜上呼吸道刺激症状，结膜炎、鼻窦炎、支气管炎患病率可上升。

三、接触五氯酚作业人员的职业健康监护

（一）上岗前职业健康检查

1. 检查对象：拟录用的从事接触生产性五氯酚的人员和转岗拟接触人员。

2. 检查目的：发现职业禁忌证（甲状腺功能亢进症）。

3. 检查内容：一是症状询问，重点询问怕热、多汗、纳差、消瘦、心悸等症状；二是体格检查，主要包括内科常规检查，重点检查甲状腺及心血管系统；三是实验室和其他检查，必检项目包括血常规、尿常规、心电图、血清 ALT、肝脾 B 超，选检项目有血清游离甲状腺素（FT4）、血清游离三碘甲腺原氨酸（FT3）。

（二）在岗期间职业健康检查（推荐性）

1. 检查对象：所有职业性接触五氯酚的在岗人员。

2. 检查目的：发现职业禁忌证（甲状腺功能亢进症）。

3.检查内容：一是症状询问，重点询问怕热、多汗、纳差、消瘦、心悸等症状；二是体格检查，主要包括内科常规检查，重点检查甲状腺及心血管系统；三是实验室和其他检查，必检项目包括血常规、尿常规、心电图、血清 ALT、肝脾 B 超，选检项目有血清游离甲状腺素（FT4）、血清游离三碘甲腺原氨酸（FT3）。

4.健康检查周期：3 年 1 次。

（三）应急职业健康检查

1.检查对象：对于短时间较大量接触者，需要立即进行应急体检，必要时住院观察。

2.检查目的：及时发现职业病（职业性急性五氯酚中毒）。

3.检查内容：一是症状询问，重点询问短期内接触五氯酚的职业史及发热、多汗、纳差、消瘦、心悸等症状；二是体格检查，主要包括内科常规检查，注意体温的测量及变化；三是实验室和其他检查，必检项目包括血常规、尿常规、心电图、肝功能、肾功能、肝脾 B 超，选检项目有尿五氯酚。

四、工人在职业健康检查中的注意事项

（一）体检前一天要注意休息，避免剧烈运动和情绪激动，保证充足睡眠，不要吃对肝、肾功能有损害的药物，以免影响体检结果。

（二）体检前 8 小时应禁食、禁水。

（三）体检者要如实回答体检医生的询问，如实填写职业史和职业病危害接触史。

（四）体检前要洗澡；尿液采集时应留取新鲜尿液，晨尿最好，避免经血、白带、粪便、精液、阴道分泌物污染尿液。还要避免烟灰等异物污染尿液。

（五）静脉抽血后，需按压针头穿刺点 3～5 分钟，防止形成

血肿。

（六）心电图检查时要安静平卧，肌肉放松，避免精神紧张造成心率异常；不要在走远路、爬楼、劳动或运动后进行检查；应穿容易穿脱的宽松衣服，女性不要穿着连衣裙，以免给心电图检查带来不便，并将手表摘下，手机、钥匙、刀具等取出，防止干扰心电图；测试时不要与医生交流，也不要移动，以免影响检查结果。

第二十一节　接触有机磷杀虫剂作业人员的职业健康监护

一、接触机会

有机磷农药绝大多数为杀虫剂，包括对硫磷、内吸磷、甲拌磷、乙拌磷、硫特普、磷胺、敌敌畏、甲基对硫磷、甲基内吸磷、敌百虫、乐果、马拉硫磷、二溴磷、杀螟松等。常用的有机磷农药有对硫磷、内吸磷、马拉硫磷、乐果、敌百虫及敌敌畏等，在这些农药的制造、分装和农田使用过程都会接触农药。有机磷农药可通过呼吸道、消化道、皮肤进入人体。有机磷类农药对人的危害从剧毒到低毒不等：对硫磷、内吸磷、甲拌磷、乙拌磷、硫特普、磷胺为高毒类；敌敌畏、甲基对硫磷、甲基内吸磷属中毒类；敌百虫、乐果、马拉硫磷、二溴磷、杀螟松属低毒类。少量接触高毒类有机磷农药即可中毒，低毒类大量进入体内也可产生严重危害。

二、中毒的临床表现

有机磷农药中毒的主要机理是抑制胆碱酯酶的活性。有机磷与胆碱酯酶结合，形成磷酰化胆碱酯酶，使胆碱酯酶失去催化乙酰胆碱水解作用，积聚的乙酰胆碱对胆碱能神经有三种作用：

（一）毒蕈碱样作用

乙酰胆碱在副交感神经节后纤维支配的效应器细胞膜上与毒蕈碱型受体结合，产生副交感神经末梢兴奋的效应，表现为心脏活动抑制、支气管胃肠壁收缩、瞳孔括约肌和睫状肌收缩、呼吸道和消化道腺体分泌增多，表现为多汗、流涎、口鼻分泌物增多等。

（二）烟碱样作用

乙酰胆碱在交感、副交感神经节的突触后膜和神经肌肉接头的终极后膜上烟碱型受体结合，引起节后神经元和骨骼肌神经终极产生先兴奋、后抑制的效应。这种效应与烟碱相似，称烟碱样作用，表现为血压升高、心动过速、肌肉震颤、痉挛等。

（三）中枢神经系统作用

乙酰胆碱对中枢神经系统的作用，主要是破坏兴奋和抑制的平衡，引起中枢神经调节功能紊乱。大量积聚主要表现为中枢神经系统抑制，可引起昏迷等症状，早期出现头痛、头晕、无力，之后出现烦躁、意识障碍，严重者抽搐，甚至死亡。

三、接触有机磷农药作业人员的职业健康监护

（一）上岗前职业健康检查

1. 检查对象：拟录用的从事接触生产性有机磷农药的人员和转岗拟接触人员。

2. 检查目的：发现职业禁忌证（严重的皮肤疾病、全血胆碱酯酶活性明显低于正常者）。

3. 检查内容：一是症状询问，重点询问神经系统、消化系统、皮肤疾病病史及相关症状；二是体格检查，主要包括内科常规检查、神经系统常规检查、皮肤科常规检查；三是实验室和其他检查，必检项目包括血常规、尿常规、心电图、血清 ALT、全血或红细胞胆碱酯酶活性测定，选检项目有肝功能。

（二）在岗期间职业健康检查

1. 检查对象：所有职业性接触有机磷农药的在岗人员。

2. 检查目的：发现职业禁忌证（严重的皮肤疾病、全血胆碱酯酶活性明显低于正常者）。

3. 检查内容：同上岗前职业健康检查。

4. 健康检查周期：全血或红细胞胆碱酯酶活性测定，半年1次；健康检查，3年1次。

（三）应急职业健康检查

1. 检查对象：对于短时间大量接触者或较大量接触者，需要立即进行应急体检，必要时住院观察。

2. 检查目的：及早发现职业病（职业性急性有机磷杀虫剂中毒）。

3. 检查内容：一是症状询问，重点询问神经系统、呼吸系统、消化系统及皮肤的症状，如头晕、乏力、出汗、咳嗽、咳痰、胸闷、呼吸困难、食欲减退、恶心等；二是体格检查，主要包括内科常规检查（重点检查呼吸系统），神经系统常规检查及观察瞳孔改变、肌束震颤、运动功能、病理反射检查，皮肤科常规检查（重点检查皮肤红斑、丘疹、水疱或大疱及多汗），眼底检查；三是实验室检查及其他检查，必检项目包括血常规、尿常规、心电图、肝功能、全血或红细胞胆碱酯酶活性、X射线高千伏胸片、肝脾B超，选检项目有心肌酶谱、肌钙蛋白（TnT）、神经-肌电图、脑电图、头颅CT或MRI。

四、工人在职业健康检查中的注意事项

（一）体检前一天要注意休息，避免剧烈运动和情绪激动，保证充足睡眠，不要吃对肝、肾功能有损害的药物，以免影响体检结果。

（二）体检前 8 小时应禁食、禁水。

（三）体检者要如实回答体检医生的询问，如实填写职业史和职业病危害接触史。

（四）体检前要洗澡；尿液采集时应留取新鲜尿液，晨尿最好，避免经血、白带、粪便、精液、阴道分泌物污染尿液，还要避免烟灰等异物污染尿液。

（五）静脉抽血后，需按压针头穿刺点 3～5 分钟，防止形成血肿。

（六）进行心电图检查要安静平卧，肌肉放松，避免精神紧张造成心率异常；不要在走远路、爬楼、劳动或运动后进行检查；应穿容易穿脱的宽松衣服，女性不要穿着连衣裙，以免给心电图检查带来不便；将手表摘下，手机、钥匙、刀具等取出，防止干扰心电图；测试时不要与医生交流，也不要移动，以免影响检查结果。

（七）肌电图检查前一天要洗澡，以达到清洁皮肤而降低肌电图操作中所使用的电极片与皮肤之间接触界面阻抗的目的；适量饮食，不宜空腹作肌电图；穿宽松的内衣裤，以便在检查时容易露出上下肢；不要佩戴金银首饰；检查时要关闭手机。

（八）脑电图检查前清洗头部。

第二十二节　接触氨基甲酸酯类杀虫剂作业人员的职业健康监护

一、接触机会

氨基甲酸酯类农药用作农药的杀虫剂、除草剂、杀菌剂等，常用的有呋喃丹、西维因、涕灭威、速灭威、混灭威、叶蝉散、灭多威、残杀威、异索威等，最常用的是呋喃丹。在这些农药的制造、分装、配药、喷洒、修理和清洗药械过程都会有接触。

二、中毒的临床表现

急性氨基甲酸酯类农药中毒临床表现与有机磷酸酯类中毒相似，但氨基甲酸酯类具有潜伏期短，恢复快，病情相对较轻等特点。

急性中毒一般在接触农药 2～4 小时发病，最快半小时，口服中毒多在 10 分钟至半小时发病。

轻度中毒表现为头昏、眩晕、恶心、呕吐、头痛、流涎、瞳孔缩小等。有些患者会伴有肌肉震颤表现。

重度中毒多为口服患者。除上述症状外，可出现昏迷、脑水肿、肺水肿，以及呼吸抑制。服毒量大者可迅速出现昏迷、抽搐，甚至呼吸衰竭而死亡。

三、接触氨基甲酸酯类杀虫剂作业人员的职业健康监护

（一）上岗前职业健康检查

1. 检查对象：拟录用的从事接触生产性氨基甲酸酯类杀虫剂的人员和转岗拟接触人员。

2. 检查目的：发现职业禁忌证（严重的皮肤疾病、全血胆碱酯酶活性明显低于正常者）。

3. 检查内容：一是症状询问，重点询问神经系统症状及病史等；二是体格检查，主要包括内科常规检查、神经系统常规检查、皮肤科常规检查；三是实验室和其他检查，必检项目包括血常规、尿常规、心电图、血清 ALT、全血或红细胞胆碱酯酶活性测定，选检项目有肝功能。

（二）在岗期间职业健康检查

1. 检查对象：所有职业性接触氨基甲酸酯类杀虫剂的人员。

2. 检查目的：发现职业禁忌证（严重的皮肤疾病、全血胆碱酯酶活性明显低于正常者）。

3. 检查内容：一是症状询问，重点询问神经系统症状及病史等；二是体格检查，主要包括内科常规检查、神经系统常规检查、皮肤科常规检查；三是实验室和其他检查，必检项目包括血常规、尿常规、心电图、血清 ALT、全血或红细胞胆碱酯酶活性测定，选检项目有肝功能。

4. 健康检查周期：全血或红细胞胆碱酯酶活性测定，半年 1次；健康检查，3 年 1 次。

（三）应急职业健康检查

1. 检查对象：对于短时间大量接触者或较大量接触者，需要立即进行应急体检，必要时住院观察。

2. 检查目的：及早发现职业病（职业性急性氨基甲酸酯杀虫剂中毒）。

3. 检查内容：一是症状询问，重点询问短时间内接触较大量氨基甲酸酯杀虫剂的职业史及头晕、乏力、出汗、咳嗽、咳痰、胸闷、呼吸困难、食欲减退、恶心等症状；二是体格检查，主要包括内科常规检查（重点检查呼吸系统），神经系统常规检查及观察瞳孔改变、肌束震颤、运动功能、病理反射检查，眼底检查；三是实验室和其他检查，必检项目包括血常规、尿常规、心电图、肝功能、全血或红细胞胆碱酯酶活性测定、X 射线高千伏胸片、肝脾 B超，选检项目有心肌酶谱、肌钙蛋白（TnT）、神经-肌电图、脑电图、头颅 CT 或 MRI。

四、工人在职业健康检查中的注意事项

（一）体检前一天要注意休息，避免剧烈运动和情绪激动，保证充足睡眠，不要吃对肝、肾功能有损害的药物，以免影响体检

结果。

（二）体检前 8 小时应禁食、禁水。

（三）体检者要如实回答体检医生的询问，如实填写职业史和职业病危害接触史。

（四）体检前要洗澡；尿液采集时应留取新鲜尿液，晨尿最好，避免经血、白带、粪便、精液、阴道分泌物污染尿液，还要避免烟灰等异物污染尿液。

（五）静脉抽血后，需按压针头穿刺点 3～5 分钟，防止形成血肿。

（六）做胸部 X 射线检查时，勿穿戴有金属的衣服和饰品；在医生指导下，胸壁紧贴摄影架，双脚自然分开，双臂尽力内旋，充分吸气后屏气状态进行摄影。怀孕期间尽量不要进行 X 射线检查，必须要检查的，要告知医生，做好腹部防护工作。

（七）肌电图检查前一天要洗澡，以达到清洁皮肤而降低肌电图操作中所使用的电极片与皮肤之间接触界面阻抗的目的；适量饮食，不宜空腹作肌电图；穿宽松的内衣裤，以便在检查时容易露出上下肢；不要佩戴金银首饰；检查时要关闭手机。

（八）进行心电图检查要安静平卧，肌肉放松，避免精神紧张造成心率异常；不要在走远路、爬楼、劳动或运动后进行检查；应穿容易穿脱的宽松衣服，女性不要穿着连衣裙，以免给心电图检查带来不便；将手表摘下，手机、钥匙、刀具等取出，防止干扰心电图；测试时不要与医生交流，也不要移动，以免影响检查结果。

（九）脑电图检查前清洗头部。

第二十三节 接触拟除虫菊酯类杀虫剂 作业人员的职业健康监护

一、接触机会

拟除虫菊酯是一类能防治多种害虫的广谱杀虫剂，醚菊酯、苄氯菊酯、溴氰菊酯、氯氰菊酯、高效氯氰菊酯、顺式氯氰菊酯、杀灭菊酯、氰戊菊酯，戊酸氰醚酯，氟氰菊酯、氟菊酯，氟戊酸氰酯，百树菊酯、氟氯氰菊酯，戊菊酯、甲氰菊酯、氯氟氰菊酯、呋喃菊酯、苄呋菊酯、右旋丙烯菊都属于拟除虫菊酯。溴氰菊酯、氯氰菊酯、氰戊菊酯、氯菊酯生产和使用较多。在这些农药的制造、分装配药、喷洒、修理和清洗药械过程都会有接触。拟除虫菊酯类农药可经呼吸道、皮肤、消化道进入人体。

二、中毒的临床表现

拟除虫菊酯可引起急性中毒，慢性中毒罕见，生产性中毒多为轻度中毒，中度中毒见于口服。中毒以神经系统和消化系统症状为主。

（一）口服中毒

上腹烧灼感、腹痛、腹泻、恶心、呕吐等消化道症状，继而可出现头晕、头痛、全身不适。面部麻胀。重度中毒出现意识模糊或昏迷。频发的阵发性抽搐。

（二）吸入中毒

呼吸道吸入者，先表现为呛咳、流涕等黏膜卡他症状，随之出现上腹烧灼感、腹痛、腹泻、恶心、呕吐等消化道症状，继而可出现头晕、头痛、全身不适与口服中毒相似的症状。

（三）眼睛受到污染

引起眼痛、流泪、怕光、眼睑红肿、球结膜红肿。

三、接触拟除虫菊酯类杀虫剂作业人员的职业健康监护

（一）上岗前职业健康检查

1. 检查对象：拟录用的从事接触生产性拟除虫菊酯的人员和转岗拟接触人员。

2. 检查目的：发现职业禁忌证（严重的皮肤疾病）。

3. 检查内容：一是症状询问，重点询问皮肤病史和症状，如皮肤瘙痒、皮疹等；二是体格检查，包括内科常规检查、神经系统常规检查、皮肤科常规检查；三是实验室和其他检查，必检项目包括血常规、尿常规、心电图、血清 ALT。

（二）在岗期间职业健康检查（推荐性）

1. 检查对象：所有职业性接触拟除虫菊酯杀虫剂的在岗人员。

2. 检查目的：发现职业禁忌证（严重的皮肤疾病）。

3. 检查内容：同上岗前职业健康检查。

4. 健康检查周期：3 年 1 次。

（三）应急职业健康检查

1. 检查对象：对于短时间大量接触者或较大量接触者，需要立即进行应急体检，必要时住院观察。

2. 检查目的：及早发现职业病（职业性急性拟除虫菊酯中毒、职业性化学性眼灼伤）。

3. 检查内容：一是症状询问，重点询问短时间内接触较大量拟除虫菊酯的职业史及头痛、头晕、乏力、咳嗽、咳痰、食欲减退、恶心等症状；二是体格检查，包括内科常规检查（重点检查口鼻分泌物增多、咽部充血等），神经系统常规检查及肌束震颤、运动功能、病理反射检查，皮肤科常规检查，眼底检查；三是实验室

和其他检查，必检项目包括血常规、尿常规、心电图、肝功能、肝脾 B 超、X 射线高千伏胸片，选检项目有尿拟除虫菊酯代谢产物、头颅 CT 或 MRI、脑电图。

四、工人在职业健康检查中的注意事项

（一）体检前一天要注意休息，避免剧烈运动和情绪激动，保证充足睡眠，不要吃对肝、肾功能有损害的药物，以免影响体检结果。

（二）体检前 8 小时应禁食、禁水。

（三）体检者要如实回答体检医生的询问，如实填写职业史和职业病危害接触史。

（四）体检前要洗澡；尿液采集时应留取新鲜尿液，晨尿最好，避免经血、白带、粪便、精液、阴道分泌物污染尿液，还要避免烟灰等异物污染尿液。

（五）静脉抽血后，需按压针头穿刺点 3～5 分钟，防止形成血肿。

（六）做胸部 X 射线检查时，勿穿戴有金属的衣服和饰品；在医生指导下，胸壁紧贴摄影架，双脚自然分开，双臂尽力内旋，充分吸气后屏气状态进行摄影。怀孕期间尽量不要进行 X 射线检查，必须要检查的，要告知医生，做好腹部防护工作。

（七）脑电图检查前清洗头部。

（八）进行心电图检查要安静平卧，肌肉放松，避免精神紧张造成心率异常；不要在走远路、爬楼、劳动或运动后进行检查；应穿容易穿脱的宽松衣服，女性不要穿着连衣裙，以免给心电图检查带来不便；将手表摘下，手机、钥匙、刀具等取出，防止干扰心电图；测试时不要与医生交流，也不要移动，以免影响检查结果。

第二十四节　接触丙烯酰胺作业人员的职业健康监护

一、接触机会

丙烯酰胺是一种白色晶体化学物质，具有中等毒性，是生产聚丙烯酰胺的原料。

丙烯酰胺可通过呼吸道、消化道、皮肤黏膜进入人体，生产中以皮肤接触和呼吸道接触为主。在丙烯酰胺合成、酰卤（胺）合成、丙烯腈聚合的过程中，作业人员可因接触丙烯酰胺单体而发生中毒。

二、对人体损害的表现

丙烯酰胺主要损害神经系统，慢性中毒症状以周围神经系统损害为主，亚急性和急性中毒症状以精神症状和小脑障碍为主，脑症状后出现周围神经损害症状。

（一）亚急性、急性中毒

密切、大量接触后可出现中毒性脑病症状，表现为意识障碍、精神症状、言语含糊、动作笨拙、轮替动作失调、走路不稳等，1个月左右后出现感觉运动型多发性周围神经病，表现为肢体麻木，刺痛，下肢无力，2~3个月可逐步恢复。

（二）慢性中毒

长期接触低浓度丙烯酰胺可引起慢性中毒，表现为头痛、头晕、疲劳、嗜睡，手指有刺痛、麻木感，常伴有手掌发红、脱屑，手心足心多汗，进一步发展可出现四肢无力、步态蹒跚、走路腿软、持物不牢、肌肉疼痛、小脑功能障碍等症状。

三、接触丙烯酰胺作业人员的职业健康监护

（一）上岗前职业健康检查

1. 检查对象：拟录用的从事接触生产性丙烯酰胺的人员和转岗拟接触人员。

2. 检查目的：发现职业禁忌证（多发性周围神经病）。

3. 检查内容：一是症状询问，重点询问神经系统疾病史及相关症状；二是体格检查，包括内科常规检查，神经系统常规检查及肌力、共济运动检查，皮肤科常规检查；三是实验室和其他检查，必检项目包括血常规、尿常规、心电图、血清 ALT、血糖，选检项目有神经-肌电图。

（二）在岗期间职业健康检查

1. 检查对象：所有职业性接触丙烯酰胺的在岗人员。

2. 检查目的：发现职业病（职业性慢性丙烯酰胺中毒）、疑似职业病、职业禁忌证（多发性周围神经病）。

3. 体检内容：一是症状询问，重点询问神经系统症状；二是体格检查，包括内科常规检查，神经系统常规检查及肌力、共济运动检查，皮肤科常规检查；三是实验室和其他检查，必检项目包括血常规、尿常规、心电图、血清 ALT、血糖，选检项目有神经-肌电图。

4. 健康检查周期：工作场所有毒作业分级 Ⅱ 级及以上的，1 年 1 次；工作场所有毒作业分级 Ⅰ 级的，2 年 1 次。

（三）离岗时职业健康检查

1. 检查对象：包括职业接触丙烯酰胺的辞职人员、退休人员、内部转岗脱离接触人员。

2. 检查目的：早期发现职业病（职业性慢性丙烯酰胺中毒）。

3. 检查内容：同在岗期间职业健康检查。

4. 检查时间：一般是脱离岗位前，如最后一次在岗期间的健康检查在离岗前 90 天内，可视为离岗体检。

四、工人在职业健康检查中的注意事项

（一）体检前一天要注意休息，避免剧烈运动和情绪激动，保证充足睡眠，不要吃对肝、肾功能有损害的药物，以免影响体检结果。

（二）体检前 8 小时应禁食、禁水。

（三）体检者要如实回答体检医生的询问，如实填写职业史和职业病危害接触史。

（四）体检前要洗澡；尿液采集时应留取新鲜尿液，晨尿最好，避免经血、白带、粪便、精液、阴道分泌物污染尿液，还要避免烟灰等异物污染尿液。

（五）静脉抽血后，需按压针头穿刺点 3～5 分钟，防止形成血肿。

（六）肌电图检查前一天要洗澡，以达到清洁皮肤而降低肌电图操作中所使用的电极片与皮肤之间接触界面阻抗的目的；适量饮食，不宜空腹做肌电图；穿宽松的内衣裤，以便检查时容易露出上下肢；不要佩戴金银首饰；检查时要关闭手机。

（七）进行心电图检查要安静平卧，肌肉放松，避免精神紧张造成心率异常；不要在走远路、爬楼、劳动或运动后进行检查；应穿容易穿脱的宽松衣服，女性不要穿着连衣裙，以免给心电图检查带来不便；将手表摘下，手机、钥匙、刀具等取出，防止干扰心电图；测试时不要与医生交流，也不要移动，以免影响检查结果。

第二十五节 接触硫酸二甲酯
作业人员的职业健康监护

一、接触机会

硫酸二甲酯，有机化合物，是无色或微黄色、略有葱头气味的油状可燃性液体，在 50℃ 环境或碱水中易迅速水解成硫酸和甲醇。硫酸二甲酯属高毒类，对眼、上呼吸道有强烈刺激作用，对皮肤有强腐蚀作用。

硫酸二甲酯可通过呼吸道、消化道、皮肤进入人体。在硫酸二甲酯合成、醚类合成、醛类合成、合成药卤化、合成药烃化、合成药酰化、合成药醚化、有机磷杀虫剂合成、除草剂合成、酚类香料合成、醚类香料合成、醛类香料合成、硝基麝香合成、照相乳剂制备、照相乳剂溶化、感光材料涂布、阳离子染料合成、活性染料合成等工艺中，作业人员可接触硫酸二甲酯。

二、硫酸二甲酯蒸气对人体的危害

（一）急性中毒

急性中毒多由吸入硫酸二甲酯蒸气引起，常经过 1~8 小时的潜伏期后迅速发病，潜伏期越短，症状越重。中毒时受损的主要靶器官是眼和呼吸系统，刺激反应表现为一过性的眼结膜及上呼吸道刺激症状，肺部无阳性体征。

1. 轻度中毒：表现为明显的眼结膜及呼吸道刺激症状，如怕光、流泪、眼结膜充血水肿、咳嗽咳痰、胸闷等，两肺有散在干性啰音或少量湿性啰音，肺部 X 射线检查符合支气管炎或支气管周围炎特点。

2. 中度中毒：表现为明显咳嗽、咳痰、气急，伴有胸闷及轻度紫绀，两肺有干性啰音或哮喘音，胸部 X 射线检查结果符合支气管肺炎、间质性肺炎或局限性肺泡性肺水肿特点。

3. 重度中毒：表现为咳嗽、咯大量白色或粉红色泡沫痰，明显呼吸困难、紫绀，两肺有广泛湿啰音，胸部 X 射线检查结果符合弥漫性肺泡性肺水肿特点。吸入高浓度硫酸二甲酯蒸气者，几分钟内可窒息。

（二）皮肤损害

皮肤接触硫酸二甲酯，数小时后出现疼痛、红斑、水肿、水泡以致坏死症状，创面不易愈合。

三、接触硫酸二甲酯作业人员的职业健康监护

（一）上岗前职业健康检查

1. 检查对象：拟录用的从事接触生产性硫酸二甲酯的人员和转岗拟接触人员。

2. 检查目的：发现职业禁忌证（慢性阻塞性肺病、支气管哮喘）。

3. 检查内容：一是症状询问，重点询问呼吸系统疾病史及相关症状；二是体格检查，主要包括内科常规检查；三是实验室和其他检查，必检项目包括血常规、尿常规、心电图、血清 ALT、X 射线高千伏胸片、肺功能。

（二）在岗期间职业健康检查（推荐性）

1. 检查对象：所有职业性接触硫酸二甲酯中毒的在岗人员。

2. 检查目的：发现职业禁忌证（慢性阻塞性肺病、支气管哮喘）。

3. 检查内容：同上岗前职业健康检查。

4. 健康检查周期：3 年体检 1 次。

（三）应急职业健康检查

1. 检查对象：对于短时间大量接触者或较大量接触者，需要立即进行应急体检，必要时住院观察。

2. 检查目的：及早发现职业病（职业性急性硫酸二甲酯中毒、职业性化学性皮肤灼伤、职业性化学性眼灼伤）。

3. 检查内容：一是症状询问，重点询问短时间内吸入较大量硫酸二甲酯的职业接触史，眼、上呼吸道刺激症状（如胸闷、气急、咳嗽、咳痰、胸痛、呼吸困难等）；二是体格检查，包括内科常规检查，鼻及咽部常规检查（必要时进行咽喉镜检查），眼科常规检查（重点检查结膜、角膜病变，必要时进行裂隙灯检查），皮肤科常规检查；三是实验室和其他检查，必检项目包括血常规、尿常规、心电图、血氧饱和度、X 射线高千伏胸片，选检项目有血气分析。

四、工人在职业健康检查中的注意事项

（一）体检前一天要注意休息，避免剧烈运动和情绪激动，保证充足睡眠，不要吃对肝、肾功能有损害的药物，以免影响体检结果。

（二）体检前 8 小时应禁食、禁水。

（三）体检者要如实回答体检医生的询问，如实填写职业史和职业病危害接触史。

（四）体检前要洗澡；尿液采集时应留取新鲜尿液，晨尿最好，避免经血、白带、粪便、精液、阴道分泌物污染尿液，还要避免烟灰等异物污染尿液。

（五）静脉抽血后，需按压针头穿刺点 3～5 分钟，防止形成血肿。

（六）做胸部 X 射线检查时，勿穿戴有金属的衣服和饰品；在医生指导下，胸壁紧贴摄影架，双脚自然分开，双臂尽力内旋，充

分吸气后屏气状态进行摄影。怀孕期间尽量不要进行 X 射线检查，必须要检查的，要告知医生，做好腹部防护工作。

（七）进行肺功能检查时，在医生指导下，平静呼吸 3～5 次后，尽最大努力深吸气到不能再吸气为止，然后以最快的速度、最大的力气把气吹进吹筒，并持续用力 4～6 秒以上。

（八）进行心电图检查要安静平卧，肌肉放松，避免精神紧张造成心率异常；不要在走远路、爬楼、劳动或运动后进行检查；应穿容易穿脱的宽松衣服，女性不要穿着连衣裙，以免给心电图检查带来不便，将手表摘下，手机、钥匙、刀具等取出，防止干扰心电图；测试时不要与医生交流，也不要移动，以免影响检查结果。

第二十六节　接触焦炉逸散物作业人员的职业健康监护

一、接触机会

焦炉逸散物，是指在生产焦炭的过程中，烟煤在高温缺氧的焦炉炭化室内干馏过程中产生的气体、蒸气和烟尘在装煤、出焦、漏气和熄焦时弥散到焦炉的工作场所空气中。焦炉逸散物的重要组成部分是煤焦油挥发物，是由烃、酚、杂环化合物等组成的混合物，含有大量的多环芳烃，含有苯并［a］芘、苯并［a］蒽等多种致癌物。

在炼焦、炼钢、铸造熔化等过程中，作业人员可接触焦炉逸散物，主要经呼吸道进入人体。

二、焦炉逸散物对人体的危害

（一）对呼吸系统的损害

吸入较高浓度焦炉逸散物后，很快出现流泪、咽痛、剧咳、胸闷、呼吸困难、发热、寒战等症状，脱离接触后可逐渐好转。少数病人经数小时至 1 天的潜伏期后，可引起化学性肺炎或肺水肿，X射线胸片显示两肺纹理模糊，有散在的斑片状或云雾状阴影。

（二）可致肺癌

焦炉逸散物中含有大量的致癌性多环芳烃，可使焦炉作业人群的肺癌率（发病率或死亡率）显著高于一般人群（非暴露人群），肺癌发病率随接触量、接触工龄和开始接触后的年数增加而增高。

三、接触焦炉逸散物作业人员的职业健康监护

（一）上岗前职业健康检查

1. 检查对象：拟录用的从事接触生产性焦炉逸散物的人员和转岗拟接触人员。

2. 检查目的：发现职业禁忌证（慢性阻塞性肺病）。

3. 检查内容：一是症状询问，重点询问呼吸系统疾病及相关症状；二是体格检查，包括内科常规检查、皮肤科常规检查；三是实验室和其他检查，必检项目包括血常规、尿常规、心电图、血清 ALT、X 射线高千伏胸片、肺功能，选检项目有胸部 CT。

（二）在岗期间职业健康检查

1. 检查对象：所有职业性接触焦炉逸散物的在岗人员。

2. 检查目的：早期发现职业病（职业性焦炉逸散物所致肺癌、焦炉逸散物所致职业性皮肤病）、疑似职业病、职业禁忌证（慢性阻塞性肺病）。

3. 检查内容：一是症状询问，重点询问呼吸系统疾病及相关症状；二是体格检查，包括内科常规检查、皮肤科常规检查；三是实验室和其他检查，必检项目包括血常规、尿常规、心电图、血清 ALT、X 射线高千伏胸片、肺功能，选检项目有胸部 CT。

4. 健康检查周期：1 年 1 次。

（三）离岗时职业健康检查

1. 目标疾病：早期发现职业病（职业性焦炉逸散物所致肺癌、焦炉逸散物所致职业性皮肤病）。

2. 检查对象：包括职业性接触焦炉逸散物的辞职人员、退休人员、内部转岗脱离接触人员。

3. 检查内容：同在岗期间职业健康检查。

4. 检查时间：一般是脱离岗位前，如最后一次在岗期间的健康检查在离岗前 90 天内，可视为离岗体检。

（四）离岗后健康检查（推荐性）

1. 检查对象：离岗后的焦炉逸散物的接触人员。

2. 目标疾病：发现职业病（职业性焦炉逸散物所致肺癌）。

3. 检查内容：一是症状询问，重点询问呼吸系统疾病史及相关症状；二是体格检查，主要包括内科常规检查；三是实验室和其他检查，必检项目包括血常规、心电图、肺功能、X 射线高千伏胸片，选检项目有胸部 CT。

4. 体检周期：随访 10 年，2 年 1 次。

四、工人在职业健康检查中的注意事项

（一）体检前一天要注意休息，避免剧烈运动和情绪激动，保证充足睡眠，不要吃对肝、肾功能有损害的药物，以免影响体检结果。

（二）体检前 8 小时应禁食、禁水。

（三）体检者要如实回答体检医生的询问，如实填写职业史和职业病危害接触史。

（四）体检前要洗澡；尿液采集时应留取新鲜尿液，晨尿最好，避免经血、白带、粪便、精液、阴道分泌物污染尿液，此外还要避免烟灰等异物污染尿液。

（五）静脉抽血后，需按压针头穿刺点 3～5 分钟，防止形成血肿。

（六）做胸部 X 射线检查时，勿穿戴有金属的衣服和饰品；在医生指导下，胸壁紧贴摄影架，双脚自然分开，双臂尽力内旋，充分吸气后屏气状态进行摄影。怀孕期间尽量不要进行 X 射线检查，必须要检查的，要告知医生，做好腹部防护工作。

（七）进行肺功能检查时，在医生指导下，平静呼吸 3～5 次后，尽最大努力深吸气到不能再吸气为止，然后以最快的速度、最大的力气把气吹进吹筒，并持续用力 4～6 秒以上。

（八）进行心电图检查要安静平卧，肌肉放松，避免精神紧张造成心率异常；不要在走远路、爬楼、劳动或运动后进行检查；应穿容易穿脱的宽松衣服，女性不要穿着连衣裙，以免给心电图检查带来不便；将手表摘下，手机、钥匙、刀具等取出，防止干扰心电图；测试时不要与医生交流，也不要移动，以免影响检查结果。

第七章　物理因素的职业健康监护

第一节　接触噪声作业人员的职业健康监护

一、产生噪声的作业

在工业生产中，由于机器转动、流体排放、工件撞击与摩擦所产生的噪声，称为生产性噪声。按照来源，噪声分为以下3类：

（一）机械性噪声，由机械的撞击、摩擦、转动而产生，如纺织机、球磨机、电锯、机床等发出的声音。

（二）流体动力性噪声，由于气体压力突变或液体流动而产生，如通风机、喷射汽器笛或液体冲刷等声音。

（三）电磁性噪声，如发电机、变压器发出的声音。

二、噪声对人体的危害

噪声对听觉系统的损害属特异性损害，可通过中枢神经系统对心血管系统、消化系统、神经－内分泌系统等造成非特异性损害。职业性听力损伤是我国法定职业病，损伤程度与噪声的强度、频谱、暴露的时间密切相关。噪声对听觉系统的损害是缓慢渐进性的，通过进行职业健康监护，可发现进行接触噪声作业人员的职业禁忌证和听力损伤程度，为及早调离接触噪声作业岗位或采取预防措施提供依据。

三、噪声作业人员的职业健康监护

（一）上岗前职业健康检查

1. 检查对象：拟录用的从事接触生产性噪声的人员和转岗拟接触人员。

2. 检查目的：发现职业禁忌证。职业禁忌证包括：（1）各种原因引起永久性感音神经性听力损失（500 Hz、1 000 Hz 和 2 000 Hz中任一频率的纯音气导听阈＞25 dB）；（2）高频段3 000 Hz、4 000 Hz、6 000 Hz 双耳平均听阈≥40 dB；（3）任一耳传导性耳聋，平均语频听力损失≥41 dB。

3. 检查内容

一是症状询问，询问内容如下：（1）有无中、外耳疾患史，如有无流脓、流水、耳鸣、耳聋、眩晕等症状；（2）可能影响听力的外伤史、爆震史；（3）药物史，如链霉素、庆大霉素、卡那霉素、新霉素、妥布霉素、万古霉素、多粘菌素、利尿酸、水杨酸类、含砷剂、抗疟剂等；（4）中毒史，如一氧化碳等中毒；（5）感染史，如流脑、腮腺炎、耳带状疱疹、伤寒、猩红热、麻疹、风疹、梅毒等疾病史；（6）遗传史，如家庭直系亲属中有无耳聋等病史；（7）有无噪声接触及个人防护情况。

二是体格检查，检查内容如下：（1）内科常规检查；（2）耳科检查，包括外耳和鼓膜的检查，听力是否影响交谈，双侧耳郭有无畸形，外耳道有无畸形、狭窄、闭锁、阻塞，鼓膜有无穿孔、肥厚、钙化、内陷、粘连、溢液等。

三是实验室和其他检查：（1）必检项目包括纯音听阈测试、心电图、血常规、尿常规、血清 ALT；（2）选检项目有声导抗、耳声发射。

（二）在岗期间职业健康检查

1. 检查对象：所有接触生产性噪声的在岗人员。

2. 检查目的：发现职业病（职业性听力损伤）、疑似职业病、职业禁忌证。职业禁忌证包括：（1）除噪声外各种原因引起永久性感音神经性听力损失（500 Hz、1 000 Hz 和 2 000 Hz 中任一频率的纯音气导听阈＞25 dB）；（2）任一耳传导性耳聋，平均语频听力损失≥41 dB；（3）噪声敏感者（上岗前职业健康体检纯音听力检查各频率听力损失均≤25 dB，但噪声作业一年之内，高频段 3 000 Hz、4 000 Hz、6 000 Hz 中任一耳、任一频率听阈≥65 dB）。

3. 检查内容

一是症状询问，询问内容同上岗前职业健康检查；二是体格检查，检查内容同上岗前职业健康检查；三是实验室和其他检查：（1）必检项目包括纯音听阈测试、心电图；（2）选检项目有纯音骨导听阈测试，声导抗、耳声发射、听觉诱发电反应测听。

4. 健康检查周期：（1）作业场所噪声 8 小时等效声级≥85 dB，1 年 1 次；（2）作业场所噪声 8 小时等效声级≥80 dB、＜85 dB，2 年 1 次。

（三）离岗时职业健康检查

1. 检查目的：发现职业病（职业性听力损伤）。

2. 检查内容：同在岗期间职业健康检查。

3. 检查对象：接触噪声危害的辞职人员、退休人员、内部转岗脱离接触人员。

4. 检查时间：脱离岗位前，如最后一次在岗期间的健康检查在离岗前 90 天内，可视为离岗体检。

（四）应急健康检查

1. 检查对象：爆炸冲击波和强脉冲噪声可能致中耳、内耳损伤或中耳及内耳混合型损伤，导致急性听力损失或丧失的现场职业接触人员。

2. 检查目的：发现职业病（职业性爆震聋）。

3. 检查内容

一是症状询问，询问内容包括听力障碍、耳鸣、耳痛等。

二是体格检查，检查内容如下：（1）耳科常规检查，重点检查外耳有无外伤、鼓膜有无破裂及出血、听骨链有无断裂等；（2）合并眼、面部复合性损伤时，应针对性进行相关医科检查。

三是其他检查：（1）必检项目包括纯音骨导听阈测试；（2）选检项目有声导抗（鼓膜无破裂者）、耳声发射、听觉诱发电反应测听、40 Hz 电反应测听。

四是医学观察，观察内容包括：（1）无鼓膜破裂或听骨脱位、听骨链断裂者在接触爆震后开始动态观察听力 1～3 个月；（2）鼓膜修补、鼓室成形以及听骨链重建术者动态观察听力可延长至 6 个月；（3）并发急慢性中耳炎者听力观察至临床治愈；（4）合并继发性中耳胆脂瘤的患者听力观察至手术治疗后。

四、工人在职业健康检查中的注意事项

（一）体检前一天要注意休息，避免剧烈运动和情绪激动，保证充足睡眠，不要吃对肝、肾功能有损害的药物，以免影响体检结果。

（二）体检前 8 小时应禁食、禁水。

（三）进行听力检查，纯音听阈测试前需脱离噪声环境 48 小时以上，复查需要脱离噪声环境 7 天以上；正确领会医生提出的应答要点后方能正式测试；耳道有耵聍（俗称耳屎）会影响检查结果准

确性，需要进行清除。

（四）体检者要如实回答体检医生的询问。

（五）尿液采集应留取新鲜尿液，避免经血、白带、粪便、精液、阴道分泌物及烟灰等异物污染尿液。

（六）静脉抽血后，需按压针头穿刺点 3～5 分钟，防止形成血肿。

（七）进行心电图检查要安静平卧，肌肉放松，避免精神紧张造成心率异常；不要在走远路、爬楼、劳动或运动后进行检查；应穿容易穿脱的宽松衣服，女性不要穿着连衣裙，以免给心电图检查带来不便；将手表摘下，手机、钥匙、刀具等取出，防止干扰心电图；测试时不要与医生交流，也不要移动，以免影响检查结果。

第二节　接触高温作业人员的职业健康监护

一、常见的高温作业

（一）高温、强辐射作业

常见的高温、强辐射作业环境有冶金工业的炼焦、炼铁、轧钢等车间，机械制造工业的铸造、锻造、热处理等车间，陶瓷、玻璃、搪瓷、砖瓦等工业的炉窑车间，火力发电厂的锅炉间等。这些生产场所的特点是气温高、热辐射强度大、相对湿度较低，属于干热环境。

（二）高温、高湿作业

高温、高湿作业环境主要是由于生产过程中产生大量水蒸气或生产上要求车间内保持较高的相对湿度所致，例如，印染、造丝、造纸等工业中液体加热或蒸煮时。

（三）夏季露天作业

夏季气温较高，露天作业时除受太阳辐射作用外，还受被加热的地面等周围物体放出的热辐射作用。

二、高温作业的危害——中暑的表现

发生先兆中暑时，患者会出现头痛、头晕、口渴、多汗、四肢无力发酸、注意力不集中、动作不协调等症状，体温正常或略有升高。发生轻症中暑时，患者体温往往在 38℃ 以上，除头晕、口渴外，还常伴有面色潮红、大量出汗、皮肤灼热等表现，或出现四肢湿冷、面色苍白、血压下降、脉搏增快等症状。发生重症中暑时患者会出现剧烈头痛、恶心呕吐等症状，继而发生昏迷抽搐、肌肉阵发性疼痛、血压下降和晕厥，如不及时救治，将会危及生命。

中暑的发生与个人健康状况有关，患有职业禁忌证的人员严禁从事高温作业。每年夏季之前应进行职业健康检查，筛查患有职业禁忌证人员十分必要。

三、高温作业的职业健康检查

（一）上岗前职业健康检查

1. 检查对象：拟录用的从事接触生产性高温的人员和转岗拟接触人员。

2. 检查目的：发现职业禁忌证。职业禁忌证包括未控制的高血压、慢性肾炎、未控制的甲状腺功能亢进症、未控制的糖尿病、全身瘢痕面积≥20％以上（工伤标准的八级）、癫痫。

3. 检查内容

一是症状询问，重点询问有无心血管系统、泌尿系统及神经系统症状等。

二是体格检查，检查内容包括内科常规检查，重点进行心血管系统检查。

三是实验室和其他检查：（1）必检项目包括血常规、尿常规、血清 ALT、心电图、血糖；（2）选检项目有甲亢病史可检查血清游离甲状腺素（FT4）、血清游离三碘甲腺原氨酸（FT3）、促甲状腺激素（TSH）。

（二）在岗期间职业健康检查

1. 检查对象：所有职业性接触高温的在岗人员。

2. 检查目的：发现职业禁忌证（同上岗前职业健康检查）。

3. 体检内容：同上岗前职业健康检查。

4. 健康检查周期：1 年 1 次，应在每年高温季节到来之前进行。

（三）应急健康检查

1. 检查对象：因意外或事故接触高温可能导致中暑的职业性接触人群（包括参加事故抢救的人员）、高温季节作业出现中暑先兆的作业人员。

2. 检查目的：发现职业病（职业性中暑）。

3. 检查内容

一是症状询问，询问内容有头痛、头昏、胸闷、心悸、多汗、高热、少尿或无尿，观察神志状况等。

二是体格检查，检查内容如下：（1）内科常规检查，重点检查体温、血压、脉搏；（2）神经系统常规检查。

三是实验室和其他检查：（1）必检项目包括血常规、尿常规、血电解质、肾功能；（2）选检项目有必要时进行作业场所现场调查。

四、工人在职业健康检查中的注意事项

（一）体检前一天要注意休息，避免剧烈运动和情绪激动，保证充足睡眠，不要吃对肝、肾功能有损害的药物，以免影响体检结果。

（二）体检前 8 小时应禁食、禁水。

（三）体检者要如实回答体检医生的询问。

（四）尿液采集应留取新鲜尿液，避免经血、白带、粪便、精液、阴道分泌物及烟灰等异物污染尿液。

（五）静脉抽血后，需按压针头穿刺点 3~5 分钟，防止形成血肿。

（六）进行心电图检查要安静平卧，肌肉放松，避免精神紧张造成心率异常；不要在走远路、爬楼、劳动或运动后进行检查；应穿容易穿脱的宽松衣服，女性不要穿着连衣裙，以免给心电图检查带来不便；将手表摘下，手机、钥匙、刀具等取出，防止干扰心电图；测试时不要与医生交流，也不要移动，以免影响检查结果。

第三节 接触手传振动作业人员的职业健康监护

一、常见的手传振动作业

工农业生产过程中，进行手传振动的作业见于以下几种操作：

一是操作锤打工具，如操作凿岩机、空气锤、筛选机、风铲、捣固机等。

二是手持转动工具，如操作电钻、风钻、喷砂机、金刚砂抛光机和钻孔机等。

三是使用固定轮转工具，如使用砂轮机、抛光机、球磨机和电锯等。

二、手传振动对人体的危害

振动对人体神经系统、心血管系统、肌肉系统、骨组织、听觉器官都有损害。手传振动病是由于局部肢体（主要是手）长期接触强烈振动而引起的疾病，是我国法定职业病。手传振动病主诉手部症状为手麻、手疼（多在夜间发生）、手胀、手凉、手掌多汗；其次为手僵、手颤、手无力（多在工作后发生）、手指遇冷即出现缺血发白（严重时血管痉挛明显）。X射线检查可见骨骼及关节的改变。

三、手传振动作业的职业健康检查

（一）上岗前职业健康检查

1. 检查对象：拟录用的从事接触生产性手传振动的人员和转岗拟接触人员。

2. 检查目的：发现职业禁忌证（周围神经系统器质性疾病、雷诺病）。

3. 检查内容

一是症状询问，重点询问有无引起中枢或周围神经系统疾病，雷诺病的症状和病史，以及手部麻木、疼痛、运动障碍的症状和振动工作接触史等。

二是体格检查，检查内容包括内科常规检查，重点检查手指有无肿胀、变白、变紫，指关节有无变形，指端感觉有无减退等。

三是实验室和其他检查：（1）必检项目包括血常规、尿常规、血清ALT、心电图；（2）选检项目，根据体检情况可有选择地进行的试验有冷水复温试验、指端感觉、神经-肌电图、指端振动觉、指端温度觉。

（二）在岗期间职业健康检查

1. 检查对象：所有接触生产性手传振动的在岗人员。

2. 检查目的：发现职业病（职业性手臂振动病）、疑似职业病、职业禁忌证（多发性周围神经病）。

3. 检查内容

一是症状询问，重点询问有无手指麻木、疼痛、遇寒冷中指变白、运动障碍等症状及其振动工作接触史。

二是体格检查，重点检查手指有无肿胀、变白、变紫，指关节有无变形，压指试验。

三是实验室和其他检查：必检项目包括血常规；选检项目有冷水复温试验（无症状者）、指端感觉、神经-肌电图、指端振动觉、指端温度觉。

4.健康检查周期：2年1次。

（三）离岗时职业健康检查

1.检查对象：包括职业接触手传振动的辞职人员、退休人员、内部转岗脱离接触人员。

2.检查目的：早期发现职业病（职业性手臂振动病）。

3.检查内容：同在岗期间职业健康检查。

4.检查时间：一般是脱离岗位前，如最后一次在岗期间的健康检查在离岗前90天内，可视为离岗体检。

四、工人在职业健康检查中的注意事项

（一）体检前一天要注意休息，避免剧烈运动和情绪激动，保证充足睡眠，不要吃对肝、肾功能有损害的药物，以免影响体检结果。

（二）体检前8小时应禁食、禁水。

（三）体检者要如实回答体检医生的询问。

（四）尿液采集应留取新鲜尿液，避免经血、白带、粪便、精液、阴道分泌物污染及烟灰等异物污染。

（五）静脉抽血后，需按压针头穿刺点3～5分钟，防止形成血肿。

（六）进行心电图检查要安静平卧，肌肉放松，避免精神紧张造成心率异常；不要在走远路、爬楼、劳动或运动后进行检查；应穿容易穿脱的宽松衣服，女性不要穿着连衣裙，以免给心电图检查带来不便；将手表摘下，手机、钥匙、刀具等取出，防止干扰心电

图；测试时不要与医生交流，也不要移动，以免影响检查结果。

（七）肌电图检查前一天要洗澡，以达到清洁皮肤而降低肌电图操作中所使用的电极片与皮肤之间接触界面阻抗的目的；适量饮食，不宜空腹做肌电图检查；穿宽松的内衣裤，以便在检查时容易露出上下肢；不要佩戴金银首饰；检查时要关闭手机。

（八）冷水复温实验时，受试者应着普通衣物，受试前至少 2 小时内不吸烟，24 小时内不服用血管活性药物，非饥饿状态，入室休息 30 分钟后再进行检查。

第四节　接触紫外线和微波作业
人员的职业健康监护

紫外线和微波都属于电磁辐射，是一种电磁能量，这种能量作用于人体产生伤害，一般引起类神经样症状，对一些敏感器官产生特异作用，如微波可以引起白内障、紫外线可引起电光性眼炎。需要对从事接触微波和紫外线作业的工人进行职业健康监护，以便及时发现职业禁忌和职业损害。

一、微波和紫外线的职业接触和对人体的危害

（一）微波的职业接触和对人体的危害

波长小于 1 m 的电磁场称为微波。微波被广泛用于导航、测距、探测雷达和卫星通信等方面，在工农业生产、科学研究、医学、生物学以及人民生活等方面也有广泛的应用。例如，微波用于干燥粮食、木材和其他轻工产品，用于食品的杀菌灭虫及材料改性，医学上用于微波理疗。家用微波炉会产生微波，但由于功率很小，在屏蔽合格的情况下，通常不会对人体产生危害。

微波对人体的损害多表现为类神经症症状，主诉症状有全身无力、

易疲劳、头晕、头痛、胸痛、胸闷、心悸、睡眠不佳、多梦、记忆力减退、多汗、脱发和肢体酸痛。除引起以上症状外，严重时还会引起局部器官的不可逆伤害，如引起眼晶状体混浊，可发展为白内障。

（二）紫外线的职业接触和对人体的危害

波长为 100～400 nm 的电磁波称为紫外线，波长为 200～320 nm 的紫外线才有卫生学意义，可被眼睛角膜和皮肤上皮层吸收，能引起皮肤红斑和眼角膜结膜炎。

自然界中的紫外线主要来源于太阳辐射，适量照射对人体健康有积极作用。生产中，紫外线的波长与辐射源温度有关。例如，炼钢的马丁炉、高炉温度在 1 200～2 000℃ 时出现的紫外线波长在 320 nm 以上，辐射强度不大；电焊、电炉炼钢的温度在 3 000℃ 以上，产生波长小于 290 nm 的紫外线。

如遭受过强紫外线照射，照射部位可产生弥漫性红斑，有发痒和烧灼感，并可形成小水泡和水肿。遭受过强紫外线照射后往往伴有全身症状，如头痛、疲劳、周身不适等，一般在几天内消失，但会留有色素沉着。动物实验证实，长期接触紫外线可引起皮肤癌变。紫外线可引起电光性眼炎（多见于电焊及辅助电焊工），轻者眼部有异物感和轻度不适；重者眼部有烧灼感或剧痛，并伴有高度怕光、流泪和眼痉挛的症状，可见眼球充血、球结膜水肿、瞳孔缩小、眼睑潮红。

二、接触微波和紫外线作业人员的职业健康监护

（一）微波作业的职业健康监护

1. 上岗前职业健康检查

（1）检查对象：拟从事接触生产性微波的新录用人员和转岗拟接触人员。

（2）检查目的：发现职业禁忌证（神经系统器质性疾病和白内障）。

（3）检查内容：一是症状询问，重点询问神经系统疾病史及神经症相关症状，视物模糊、视力减退等，女性还要询问月经史；二是体格检查，包括内科常规检查，神经系统常规检查，眼科常规检查及角膜、晶状体和眼底检查；三是实验室和其他检查，必检项目包括血常规、尿常规、血清 ALT、心电图。

2. 在岗期间职业健康检查

（1）检查对象：从事接触生产性微波的在岗人员。

（2）检查目的：发现职业病（职业性白内障）、疑似职业病、职业禁忌证（神经系统器质性疾病）。

（3）检查内容：一是症状询问，重点询问神经系统疾病史及神经症相关症状，视物模糊、视力减退等，女性还要询问月经史；二是体格检查，包括内科常规检查，神经系统常规检查，眼科常规检查及角膜、晶状体和眼底检查。

（4）健康检查周期：2 年 1 次。

3. 离岗时职业健康检查

（1）检查对象：职业接触微波的辞职人员、退休人员、内部转岗脱离接触人员。

（2）检查目的：发现职业病（职业性白内障）。

（3）检查内容：同在岗期间职业健康检查。

（4）检查时间：一般是脱离岗位前，如最后一次在岗期间的健康检查在离岗前 90 天内，可视为离岗体检。

（二）紫外线作业的职业健康监护

1. 上岗前职业健康检查

（1）检查对象：拟从事接触生产性紫外线的新录用人员和转岗拟接触人员。

（2）检查目的：发现职业禁忌证（活动性角膜疾病、白内障、面及手背和前臂等暴露部位严重的皮肤病、白化病）。

（3）检查内容：一是症状询问，重点询问眼部和皮肤的不适症状，如是否存在眼异物感、视物模糊、视力减退、眼痛、畏光、流泪和皮肤瘙痒、红肿、皮疹等；二是体格检查，包括内科常规检查，眼科常规检查及角膜、结膜、晶状体和眼底检查，皮肤科常规检查；三是实验室和其他检查，必检项目包括血常规、尿常规、血清 ALT、心电图。

2. 在岗期间职业健康检查

（1）检查对象：从事接触生产性紫外线的在岗人员。

（2）目标疾病：发现职业病（职业性电光性皮炎、职业性白内障）、疑似职业病、职业禁忌证（活动性角膜疾病）。

（3）检查内容：一是症状询问，重点询问有无视物模糊、视力下降，皮肤炎症、疼痛等症状；二是体格检查，包括皮肤科常规检查（注意有无皮疹、皮肤红肿等），眼科常规检查及角膜、结膜、晶状体和眼底检查。

（4）健康检查周期：2年1次。

3. 应急职业健康检查

（1）检查对象：因意外或事故接触高强度紫外线可能导致急性电光性眼炎（紫外线角膜结膜炎）、电光性皮炎的职业性接触人群。

（2）检查目的：发现职业病（包括职业性急性电光性眼炎、职业性急性电光性皮炎）。

（3）检查内容：一是症状询问，重点询问有无眼部不适，如眼干、眼胀、异物感及灼热感、剧痛、畏光、流泪等症状；二是体格检查，包括眼科常规检查（睑裂部球结膜有无充血水肿、角膜上皮有无水肿，必要时可进行荧光素染色检查）、皮肤科常规检查（注意有无皮肤红肿、大疱），必要时进行作业场所现场调查。

4. 离岗时职业健康检查

（1）检查对象：职业接触紫外线的辞职人员、退休人员、内部转岗脱离接触人员。

（2）检查目的：发现职业病（职业性白内障）。

（3）检查内容：同在岗期间职业健康检查。

（4）检查时间：一般是脱离岗位前，如最后一次在岗期间的健康检查在离岗前 90 天内，可视为离岗体检。

三、工人在职业健康检查中的注意事项

（一）体检前一天要注意休息，避免剧烈运动和情绪激动，保证充足睡眠，不要吃过多油腻、不易消化的食物，不饮酒，不要吃对肝、肾功能有损害的药物，以免影响体检结果。

（二）体检前 8 小时应禁食、禁水。

（三）体检者要如实回答体检医生的询问。

（四）尿液采集时应留取新鲜尿液，避免经血、白带、粪便、精液、阴道分泌物及烟灰等异物污染尿液。

（五）静脉抽血后，需按压针头穿刺点 3～5 分钟，防止形成血肿。

（六）眼科检查时要注意：体检前应保证充分的休息，避免过度用眼；屈光不正者应该随身携带自己的眼镜，戴角膜镜者检查当日应改戴框架眼镜；女性不做眼部化妆。

（七）心电图检查时要安静平卧，肌肉放松，避免精神紧张造成心率异常；不要在走远路、爬楼、劳动或运动后进行检查；应穿容易穿脱的宽松衣服，女性不要穿着连衣裙，以免给心电图检查带来不便；将手表摘下，手机、钥匙、刀具等取出，防止干扰心电图；测试时不要与医生交流，也不要移动，以免影响检查结果。

第八章　特殊工种的职业健康监护

第一节　电工作业人员的职业健康监护

一、电工作业

电工作业指对电气设备进行运行、维护、安装、检修、改造、施工、调试、试验及绝缘器具进行试验的作业。

电工作业属危险性作业，这些作业本身不引起职业病，工作人员不按规程操作易发生电击、电伤等事故，生理或肢体有缺陷工作人员从事电工作业易发生误操作，容易伤害自己、损坏设备，还可能伤害他人。《职业健康监护技术规范》对这些工作人员的健康有着特殊要求，需要进行上岗前和在岗期间的职业健康检查，筛除职业禁忌，减少伤害事故发生。

二、电工作业的危险性

电工作业存在于各行各业，电工作业的危险有电击、电伤、机械伤害、电气火灾、高处坠落等。

三、电工作业人员的职业健康监护

（一）上岗前职业健康检查

1. 检查对象：拟录用的从事电工作业的人员和转岗拟从事人员。

2. 检查目的：发现职业禁忌证，包括癫痫、晕厥（近一年内有晕厥发作史）、2 级及以上高血压（未控制）、红绿色盲、器质性心脏病或心律失常、四肢关节运动功能障碍。

3. 检查内容：一是症状询问，重点询问高血压、心脏病及家族中有无精神病史，近一年内有无晕厥发作史；二是体格检查，包括内科常规检查（重点检查血压、心脏）、神经系统检查（重点检查运动、感觉和平衡功能）、眼科常规检查及色觉、外科检查（注意四肢关节的运动与灵活程度，特别是手部各关节的运动和灵活程度）；三是实验室和其他检查，必检项目包括血常规、尿常规、心电图、血清 ALT，选检项目有脑电图（有晕厥史者）、动态心电图、心脏超声检查。

（二）在岗期间职业健康检查

1. 检查对象：所有从事电工作业的人员。

2. 检查目的：同上岗前职业健康检查。

3. 检查内容：同上岗前职业健康检查。

4. 体检周期：2 年 1 次。

四、工人在职业健康检查中的注意事项

（一）体检前一天要注意休息，避免剧烈运动和情绪激动，保证充足睡眠，不要吃过多油腻、不易消化的食物，不饮酒，不要吃对肝、肾功能有损害的药物，以免影响体检结果。

（二）体检前 8 小时应禁食、禁水。

（三）体检者要如实回答体检医生的询问。

（四）尿液采集时应留取新鲜尿液，避免经血、白带、粪便、精液、阴道分泌物及烟灰等异物污染尿液。

（五）静脉抽血后，需按压针头穿刺点 3～5 分钟，防止形成血肿。

（六）眼科检查时要注意：体检前应保证充分的休息，避免过度用眼；屈光不正者应该随身携带自己的眼镜，戴角膜镜者检查当日应改戴框架眼镜；女性不做眼部化妆。

（七）心电图检查时要安静平卧，肌肉放松，避免精神紧张造成心率异常；不要在走远路、爬楼、劳动或运动后进行检查；应穿容易穿脱的宽松衣服，女性不要穿着连衣裙，以免给心电图检查带来不便；将手表摘下，手机、钥匙、刀具等取出，防止干扰心电图；测试时不要与医生交流，也不要移动，以免影响检查结果。

（八）脑电图检查前清洗头部。

第二节　压力容器作业人员的职业健康监护

一、压力容器作业

压力容器指承载一定压力或者盛放易燃易爆品的设备。按工艺过程中的作用，压力容器分为反应容器、换热容器、分离容器、贮运容器。

因为压力容器承载一定压力，所以工作人员不按规程操作易发生安全事故，生理或肢体有缺陷的工作人员从事压力容器控制管理易发生误操作，容易伤害自己、损坏设备，还可能伤害他人。《职业健康监护技术规范》（GBZ 188—2014）对这些工作人员的健康有着特殊要求，需要进行上岗前和在岗期间的职业健康检查，筛除职业禁忌证，减少生产事故发生，保障作业安全。

二、压力容器作业的危险性

压力容器的危害有容器爆炸的震动危害、爆炸碎片的打击危害、冲击波危害、容器破裂有毒液体（气体）泄漏危害、二次爆炸及燃烧危害等。

三、压力容器作业人员的职业健康监护

（一）上岗前职业健康检查

1. 检查对象：拟录用的从事压力容器作业的人员和转岗拟从事人员。

2. 检查目的：发现职业禁忌证，包括红绿色盲，2 级及以上高血压（未控制），癫痫，晕厥、眩晕症，双耳语言频段平均听力损失＞25 dB，器质性心脏病或心律失常。

3. 检查内容：一是症状询问，重点询问有无耳鸣、耳聋、中耳及内耳疾病史，近一年内有无眩晕、晕厥发作史；二是体格检查，包括内科常规检查、耳科常规检查、眼科检查、常规检查及色觉；三是实验室和其他检查，必检项目包括血常规、尿常规、心电图、血清 ALT、纯音听阈检查，选检项目有脑电图（有眩晕或晕厥史者）、动态心电图、心脏超声检查。

（二）在岗期间职业健康检查

1. 检查对象：所有从事压力容器作业的在岗人员。

2. 检查目的：发现职业禁忌证，包括红绿色盲，2 级及以上高血压（未控制），癫痫，晕厥、眩晕症，双耳语言频段平均听力损失＞25 dB，器质性心脏病或心律失常。

3. 检查内容：一是症状询问，重点询问有无耳鸣、耳聋、中耳及内耳疾病史，近一年内有无眩晕、晕厥发作史；二是体格检

查，包括内科常规检查、耳科常规检查、眼科常规检查及色觉；三是实验室和其他检查，必检项目包括血常规、尿常规、心电图、血清 ALT、纯音听阈检查，选检项目有脑电图（有眩晕或晕厥史者）、动态心电图、心脏超声检查。

4. 健康检查周期：2 年 1 次。

四、工人在职业健康检查中的注意事项

（一）体检前一天要注意休息，避免剧烈运动和情绪激动，保证充足睡眠，不要吃过多油腻、不易消化的食物，不饮酒，不要吃对肝、肾功能有损害的药物，以免影响体检结果。

（二）体检前 8 小时应禁食、禁水。

（三）体检者要如实回答体检医生的询问。

（四）尿液采集时应留取新鲜尿液，避免经血、白带、粪便、精液、阴道分泌物及烟灰等异物污染尿液。

（五）静脉抽血后，需按压针头穿刺点 3～5 分钟，防止形成血肿。

（六）眼科检查时要注意：体检前应保证充分的休息，避免过度用眼；屈光不正者应该随身携带自己的眼镜，戴角膜镜者检查当日应改戴框架眼镜；女性不做眼部化妆。

（七）心电图检查时要安静平卧，肌肉放松，避免精神紧张造成心率异常；不要在走远路、爬楼、劳动或运动后进行检查；应穿容易穿脱的宽松衣服，女性不要穿着连衣裙，以免给心电图检查带来不便；将手表摘下，手机、钥匙、刀具等取出，防止干扰心电图；测试时不要与医生交流，也不要移动，以免影响检查结果。

（八）进行听力检查时，纯音听阈测试前需脱离噪声环境 48 小时以上，复查需要脱离噪声环境 7 天以上；正确领会医生提出的应答要点后方能正式测试；耳道有耵聍（俗称耳屎）会影响检查结果

准确性，需要进行清除。

第三节　高处作业人员的职业健康监护

一、高处作业

高处作业，是指在坠落高度基准面 2 m 以上（含 2 m）有可能坠落的高处进行的作业。高处作业属危险性作业，这些作业本身不引起职业病，工作人员不按规程操作易发生跌落事故，生理或肢体有缺陷的工作人员从事上述工作易发生误操作，容易伤害自己、损坏设备，还可能伤害他人。《职业健康监护技术规范》（GBZ 188—2014）对这些工作人员的健康有着特殊要求。通过职业健康检查筛除职业禁忌证，减少生产事故发生，保障作业安全。

二、高处作业的危险性

高处作业的危害性有高处坠落伤亡、高处作业时精神紧张引起血压升高而发生人员跌落伤害、工具坠落伤害等。

三、高处作业人员的职业健康监护

（一）上岗前职业健康检查

1. 检查对象：拟录用的从事高处作业的人员和转岗拟从事人员。

2. 检查目的：发现职业禁忌证，包括未控制的高血压，恐高症，癫痫晕厥、眩晕症，器质性心脏病或各种心律失常，四肢骨关节及运动功能障碍。

3. 检查内容：一是症状询问，重点询问有无恐高症、高血压、心脏病及精神病家族史等，癫痫、晕厥、眩晕症病史及发作情况；

二是体格检查，包括内科常规检查（重点检查血压、心脏、三颤）、外科检查（主要检查四肢骨关节及运动功能），听觉有病史或临床表现者还要进行耳科常规检查及前庭功能检查；三是实验室和其他检查，必检项目包括血常规、尿常规、心电图、血清 ALT，选检项目有脑电图（有眩晕或晕厥史者）、动态心电图、心脏超声检查。

（二）在岗期间职业健康检查

1. 检查对象：所有从事高处作业的在岗人员。

2. 检查目的：发现职业禁忌证，包括未控制的高血压，恐高症，癫痫晕厥、眩晕症，器质性心脏病或各种心律失常，四肢骨关节及运动功能障碍。

3. 检查内容：一是症状询问，重点询问有无恐高症、高血压、心脏病及精神病家族史等，癫痫、晕厥、眩晕症病史及发作情况；二是体格检查，包括内科常规检查（重点检查血压、心脏、三颤）；外科检查（主要检查四肢骨关节及运动功能），听觉有病史或临床表现者还要进行耳科常规检查及前庭功能检查；三是实验室和其他检查，必检项目包括血常规、尿常规、心电图、血清 ALT，选检项目有脑电图（有眩晕或晕厥史者）、动态心电图、心脏超声检查。

4. 健康检查周期：1 年 1 次。

四、工人在职业健康检查中的注意事项

（一）体检前一天要注意休息，避免剧烈运动和情绪激动，保证充足睡眠，不要吃过多油腻、不易消化的食物，不饮酒，不要吃对肝、肾功能有损害的药物，以免影响体检结果。

（二）体检前 8 小时应禁食、禁水。

（三）体检者要如实回答体检医生的询问。

（四）尿液采集时应留取新鲜尿液，避免经血、白带、粪便、精液、阴道分泌物及烟灰等异物污染尿液。

（五）静脉抽血后，需按压针头穿刺点 3～5 分钟，防止形成血肿。

（六）心电图检查时要安静平卧，肌肉放松，避免精神紧张造成心率异常；不要在走远路、爬楼、劳动或运动后进行检查；应穿容易穿脱的宽松衣服，女性不要穿着连衣裙，以免给心电图检查带来不便；将手表摘下，手机、钥匙、刀具等取出，防止干扰心电图；测试时不要与医生交流，也不要移动，以免影响检查结果。

（七）脑电图检查注意清洗头部。

第四节　职业机动车驾驶员的职业健康监护

一、职业机动车驾驶作业

《职业健康监护技术规范》（GBZ 188—2014）有关机动车驾驶员健康监护涉及的驾驶员有两类，即大型机动车驾驶员和小型机动车驾驶员。驾驶 A1、A2、A3、B1、B2、N、P 准驾车型的驾驶员为大型机动车驾驶员，驾驶 C 准驾车型的驾驶员及其他准驾车型的驾驶员为小型机动车驾驶员。

二、驾驶作业的职业危险性

职业机动车驾驶员作为一个职业，由于久坐、紧张、疲劳、睡眠不足、饮食无规律等因素，颈椎病、肩周炎、骨质增生、坐骨神经痛等疾病多发。但目前我国《职业病分类及目录》（国卫疾控发〔2013〕48 号）中尚未把上述疾病列入法定职业病名单。《职业健康监护技术规范》（2014 版）对驾驶员的职业健康监护只按照特殊作业人员对待，对他们的健康状况提出特殊要求，因为驾驶作业是风险性较大的作业，驾驶员身体、生理、心理存在缺陷易发生事故，伤害自己、他人或造成财产损失。

三、职业机动车驾驶员的职业健康监护

（一）上岗前职业健康检查

1. 检查对象：拟录用的从事机动车驾驶的人员。

2. 检查目的：发现职业禁忌证。职业禁忌证包括（1）身高：大型机动车驾驶员＜155 cm，小型机动车驾驶员＜150 cm；（2）远视力（对数视力表）：大型机动车驾驶员两裸眼＜4.0、并＜5.0（矫正），小型机动车驾驶员两裸眼＜4.0、并＜4.9（矫正）；（3）红绿色盲；（4）听力：双耳平均听阈＞30 dB（语频纯音气导）；（5）血压：大型机动车驾驶员收缩压≥18.7 kPa（≥140 mmHg）和舒张压≥12 kPa（≥90 mmHg），小型机动车驾驶员2级及以上高血压（未控制）；（6）深视力：＜（−22 mm）或＞（+22 mm）；（7）暗适应：＞30 s；（8）复视、立体盲、严重视野缺损；（9）器质性心脏病；（10）癫痫；（11）梅尼埃病；（12）眩晕症；（13）癔病；（14）震颤麻痹；（15）各类精神障碍疾病；（16）痴呆；（17）影响肢体活动的神经系统疾病；（18）吸食、注射毒品和长期服用依赖性精神药品成瘾尚未戒除者。

3. 检查内容：一是症状询问，重点询问上述各种职业禁忌证的病史和是否有吸食、注射毒品和长期服用依赖性精神药品史及其治疗情况；二是体格检查，包括内科常规检查、外科检查（重点检查身高、体重、头、颈、四肢躯干、肌肉、骨骼）、眼科检查（常规检查及深视力、视野、暗适应、辨色力检查）、耳科常规检查；三是实验室和其他检查，必检项目包括血常规、尿常规、心电图、纯音听阈测试，选检项目有复杂反应、速度估计、动视力。

（二）在岗期间职业健康检查

1. 检查对象：所有在职的机动车驾驶人员。

2. 检查目的：发现职业禁忌证。职业禁忌证包括（1）远视力（对数视力表）：大型机动车驾驶员两裸眼<4.0、并<5.0（矫正），小型机动车驾驶员两裸眼<4.0、并<4.9（矫正）；（2）听力：双耳语频平均听阈>30 dB（纯音气导）；（3）血压：大型机动车驾驶员收缩压≥18.7 kPa（≥140 mmHg）和舒张压≥12 kPa（≥90 mmHg），小型机动车驾驶员2级及以上高血压（未控制）；（4）红绿色盲；（5）器质性心脏病；（6）癫痫；（7）震颤麻痹；（8）癔病；（9）吸食、注射毒品和长期服用依赖性精神药品成瘾尚未戒除者。

3. 检查内容：同上岗前。

4. 健康检查周期：大型车及营运性职业驾驶员，1年1次；小型车及非营运性职业驾驶员2年1次。

四、工人在职业健康检查中的注意事项

（一）体检前一天要注意休息，避免剧烈运动和情绪激动，保证充足睡眠，不要吃对肝、肾功能有损害的药物，以免影响体检结果。

（二）体检前8小时应禁食、禁水。

（三）体检者要如实回答体检医生的询问，如实填写职业史和职业病危害接触史。

（四）体检前要洗澡；尿液采集时应留取新鲜尿液，晨尿最好，避免经血、白带、粪便、精液、阴道分泌物及烟灰等异物污染尿液。

（五）视力检查前应保证充分的休息，避免过度用眼；屈光不正者应该随身携带自己的眼镜。

（六）静脉抽血后，需按压针头穿刺点3～5分钟，防止形成

血肿。

（七）心电图检查时要安静平卧，肌肉放松，避免精神紧张造成心率异常；不要在走远路、爬楼、劳动或运动后进行检查；应穿容易穿脱的宽松衣服，女性不要穿着连衣裙，以免给心电图检查带来不便；将手表摘下，手机、钥匙、刀具等取出，防止干扰心电图；测试时不要与医生交流，也不要移动，以免影响检查结果。

第五节 视屏作业人员的职业健康监护

一、视屏作业

视屏作业又称荧屏作业，即工作中使用视觉显示终端的作业。视觉显示终端在办公、设计、科学研究、自动化生产领域广泛运用。从事软件业、制图、文字处理、信息处理的人员每天有较长时间使用电脑接触视屏，自动化生产作业的控制室工人利用视屏处理生产信息、发出运行指令等也接触视屏。

视屏作业人员的主要职业危害因素有光线危害和不良工效学因素造成的骨关节危害。

二、视屏作业人员的健康影响

长期从事视屏作业会影响视屏作业人员的健康，具体表现为神经症、眼和骨骼肌损伤。

神经症的主要临床表现为头痛、头晕、失眠、乏力和记忆力减退等；眼损伤的主要临床表现为眼疲劳、眼肿痛、视物模糊和视力下降等；骨骼肌损伤的表现为肩腕综合征、腕骨综合征和腰背痛，其常见症状是颈、肩、背、腰、臂和腕部酸痛和压痛。

三、视屏作业人员的职业健康监护

（一）上岗前职业健康检查

1. 检查对象：拟录用的从事视屏作业的人员。

2. 目标疾病：发现职业禁忌证（包括腕管综合征、类风湿关节炎、颈椎病、矫正视力小于 4.5)。

3. 检查内容：一是症状询问，重点询问上肢、手、腕部有无疼痛伴麻木、针刺感，甩手后症状是否减轻和恢复知觉，以及视觉有无模糊、眼睛酸胀、发干、流泪等症状；二是体格检查，包括内科常规检查，外科检查（叩击试验、屈腕试验）、眼科常规检查；三是实验室和其他检查，必检项目包括血常规、尿常规、心电图，选检项目有颈椎正侧位 X 射线摄片、正中神经传导速度、类风湿因子。

（二）在岗期间职业健康检查

1. 检查对象：所有在职的从事视屏作业人员。

2. 检查目的：发现目标疾病（腕管综合征、颈肩腕综合征）。

3. 检查内容：一是症状询问职业健康检查（同上岗前）；二是体格检查职业健康检查（同上岗前）；三是实验室和其他检查：必检项目有颈椎正侧位 X 射线摄片，选检项目有颈椎双斜位 X 射线摄片、正中神经传导速度。

4. 检查周期：2 年 1 次。

四、工人在职业健康检查中的注意事项

（一）体检前一天要注意休息，避免剧烈运动和情绪激动，保证充足睡眠，不要吃对肝、肾功能有损害的药物，以免影响体检结果。

（二）体检前 8 小时应禁食、禁水。

（三）体检者要如实回答体检医生的询问，如实填写职业史和职业病危害接触史。

（四）体检前要洗澡；尿液采集时应留取新鲜尿液，晨尿最好，避免经血、白带、粪便、精液、阴道分泌物及烟灰等异物污染尿液。

（五）静脉抽血后，需按压针头穿刺点 3～5 分钟，防止形成血肿。

（六）心电图检查时要安静平卧，肌肉放松，避免精神紧张造成心率异常；不要在走远路、爬楼、劳动或运动后进行检查；应穿容易穿脱的宽松衣服，女性不要穿着连衣裙，以免给心电图检查带来不便；将手表摘下，手机、钥匙、刀具等取出，防止干扰心电图；测试时不要与医生交流，也不要移动，以免影响检查结果。

（七）颈部做 X 射线检查时，勿戴项链，在医生指导下站好位置。

（八）眼科检查前应保证充分的休息，避免过度用眼；屈光不正者应该随身携带自己的眼镜，戴角膜镜者检查当日应改戴框架眼镜；女性不做眼部化妆。

第一节　接触布鲁菌属作业人员的
职业健康监护

一、布鲁菌属感染人员的作业

布鲁菌属是一类革兰染色阴性短小杆菌，有 6 个生物种（牛布鲁菌、羊布鲁菌、猪布鲁菌、犬布鲁菌、绵羊附睾布鲁菌、沙林鼠布鲁菌）。哺乳动物中，牛、羊、猪等，家畜最易感染，常引起母畜流产。人类与病畜接触或食用染菌肉类、乳制品等，可引起感染，称为布鲁菌病。

我国流行的主要是羊布鲁菌、牛布鲁菌和猪布鲁菌，尤以羊布鲁菌最常见。牧民接羔为布鲁菌属主要传染途径，兽医为病畜接生也极易感染。此外，放牧、剥牛羊皮、剪打羊毛、挤乳、切病毒肉、屠宰病畜、儿童玩羊等均可受染。

病菌从接触处的破损皮肤进入人体。进食染菌的生乳、乳制品和未煮沸病畜肉类时，病菌可自消化道进入体内。此外，病菌也可通过呼吸道黏膜、眼结膜和性器官黏膜进入人体。

二、布鲁菌属感染的临床表现

1. 亚急性及急性感染

感染后起病较快，有数日的前驱症状，如无力、失眠、低热、食欲症、上呼吸道炎等。急性期的主要临床表现为发热、多汗、乏力、关节炎、睾丸炎等。

2. 慢性感染

急性感染治疗不及时可出现慢性感染症状，以夜汗、头痛、肌痛及关节痛为多，还可有疲乏、长期低热、寒战、食欲差、腹泻或便秘等症状，有的有失眠、抑郁、易激动等表现，易被诊为神经官能症。

三、接触布鲁菌属作业人员的职业健康监护

（一）上岗前的职业健康检查

1. 检查对象：拟从事放牧、剥牛羊皮、剪打羊毛、挤乳、屠宰病畜、兽医工作等接触牛羊及加工牛羊粗产品的人员。

2. 检查目的：发现职业禁忌证（慢性肝炎、骨关节疾病、生殖系统疾病）。

3. 检查内容：一是症状询问，重点询问有无皮疹、肝炎、关节炎、神经系统疾病史；二是体格检查，内科常规检查（重点为肝脾检查）、神经系统常规检查、外科检查（重点为脊椎、四肢与关节）、皮肤科常规检查（重点检查有无皮疹、皮疹形态、皮下结节）、妇科及泌尿科检查；三是实验室和其他检查，必检项目包括血常规、血沉、尿常规、血清 ALT、心电图、肝脾 B 超、妇科B 超。

（二）在岗期间职业健康检查

1. 检查对象：从事放牧、剥牛羊皮、剪打羊毛、挤乳、屠宰

病畜、兽医工作等接触牛羊及加工牛羊粗产品的人员。

2. 检查目的：早期发现职业病（职业性布氏杆菌病）、疑似职业病、职业禁忌证（慢性肝炎、骨关节疾病、生殖系统疾病）。

3. 检查内容：一是症状询问，重点询问发热、多汗、乏力、关节疼痛、肌肉酸痛等症状，胃肠症状（如纳差、腹泻、便秘等）、失眠、抑郁、易激动等神经症表现；二是体格检查，包括内科常规检查（重点是肝脾的触诊）、神经系统常规检查、外科检查（重点为脊椎、骶髂、髋、膝、肩、腕、肘等关节）、妇科及泌尿科检查；三是实验室和其他检查，必检项目包括血常规、血沉、尿常规、肝功能、虎红缓冲液玻片凝集试验（RPBT）、心电图、肝脾 B 超、妇科 B 超，选检项目有病毒性肝炎血清标志物、布鲁菌素皮内试验（Burnets 反应）、脑 CT、骨和关节 X 射线摄片（外科检查发现的病患关节）。

4. 复查对象及复查内容

（1）复查对象

出现下列四种情况之一者，应复查：①有波状热、多汗、关节痛、肌肉酸痛等，或有低热、疲乏无力、失眠、淡漠、烦躁不安等症状者；②外科检查发现关节红肿，或滑囊炎、腱鞘炎、关节周围炎，或睾丸炎、附睾炎者；③神经科检查发现周围神经损害者；④妇科 B 超检查发现卵巢、附件炎者。

（2）复查内容

①细菌培养：血液、尿液、骨髓、脑脊液、脓液等，2～4 周有细菌生长者为阳性。

②免疫学检查。检查可选择下列 1～2 项：a. 试管凝集反应（Wright 反应）1：100 为阳性，检查双份血清，效价有 4 倍以上升高，提示近期布鲁菌感染，灵敏度较高，特异性强；b. 酶联免疫吸附试验（ELISA）1：320 为阳性，灵敏度高，特异性强；c. 2-巯

基乙醇（2-ME）试验结果判定同试管凝集反应；d. 补体结合试验（CFT）1∶16 为阳性，灵敏度高，特异性较强。

③血常规。

④血沉。

5. 检查周期：1 年 1 次。

（三）应急职业健康检查

1. 检查对象：近期密切接触病畜或病人的职业人群。

2. 检查目的：及时发现急性布氏杆菌病患者，了解疾病流行情况，控制疫情发展。

3. 流行病学调查：调查疾病近期在牲畜和人群中的流行情况，界定密切接触人群进行应急检查。

4. 检查内容：一是体格检查，包括内科常规检查（观察病人的体温和体温变化特点，心脏检查和肝脾检查）、神经系统常规检查（注意脑膜炎体征的检查）、外科常规检查（重点为骶髂、髋、膝、肩、腕、肘等关节检查及睾丸和附睾的检查）、妇科检查（重点为卵巢、输卵管及子宫）；二是实验室和其他检查，必检项目包括血常规、血沉、肝脾 B 超、妇科 B 超、骨和关节 X 射线摄片、虎红缓冲液玻片凝集试验（RPBT）、酶联免疫吸附试验，选检项目有细菌培养、补体结合试验、布鲁菌素皮内试验、尿常规、肝功能、心电图、脑 CT。

（四）离岗时职业健康检查

1. 检查对象：准备脱离接触存在布鲁菌属作业的人员。

2. 检查目的：发现职业病（职业性布氏杆菌病）。

3. 检查内容：同在岗期间职业健康检查。

4. 检查时间：一般是脱离岗位前，如最后一次在岗期间的健康检查在离岗前 90 天内，可视为离岗体检。

四、工人在职业健康检查中的注意事项

（一）体检前一天要注意休息，避免剧烈运动和情绪激动，保证充足睡眠，不要吃对肝、肾功能有损害的药物，以免影响体检结果。

（二）体检前 8 小时应禁食、禁水。

（三）体检者要如实回答体检医生的询问，如实填写职业史和职业病危害接触史。

（四）体检前要洗澡；尿液采集时应留取新鲜尿液，晨尿最好，避免经血、白带、粪便、精液、阴道分泌物及烟灰等异物污染尿液。

（五）静脉抽血后，需按压针头穿刺点 3～5 分钟，防止形成血肿。

（六）心电图检查时要安静平卧，肌肉放松，避免精神紧张造成心率异常；不要在走远路、爬楼、劳动或运动后进行检查；应穿容易穿脱的宽松的衣服，女性请不要穿着连衣裙，避免心电图检查带来不便，并将身上佩戴的手表摘下，手机、钥匙、刀具等取出，防止干扰心电图。测试时不要与医生进行交流，也不要进行移动，这都会影响检查结果。

（七）妇女月经期不宜做妇科检查。

第二节　接触炭疽杆菌作业人员的职业健康监护

一、接触炭疽杆菌的作业

炭疽是由炭疽杆菌引起的人畜共患急性传染病。炭疽杆菌主要

侵犯食草动物，发病率最高的是牛、羊，猪也可发病。人常因屠宰、食用病毒或与病畜接触而感染。多发生于屠宰、皮毛加工、毛刷制造岗位作业人员及饲养员。炭疽杆菌可经体表破损处进入体内，也可自消化道、呼吸道进入体内。

二、感染炭疽杆菌的临床表现

感染炭疽杆菌后，经过 1～5 天潜伏期后发病。根据病菌侵入部位，表现出 4 种类型。

（一）皮肤炭疽

皮肤炭疽约占所有病例的 98％，病变多见于面、颈、肩、手、脚等裸露部位的皮肤。皮肤炭疽初为斑疹或丘疹，次日出现水疱，内含淡黄色液体，周围组织硬而肿胀；发病第 1～2 天出现发热、头痛、关节痛、周身不适以及局部淋巴结和脾肿大等全身症状；第 3～4 日中心呈现出血性坏死，四周有成群小水泡；第 5～7 日坏死区溃破成浅溃疡，血样渗出物结成硬、黑、似炭块状焦痂。焦痂周围皮肤浸润及水肿范围较大，疼痛不明显，稍有痒感，无脓肿形成，这是炭疽的特点。随着水肿的消退，黑痂在 1～2 周内逐渐脱落，愈合成疤。少数病例局部无黑痂形成而呈大块状水肿（即恶性水肿），全身症状严重，治疗不力，预后不良。

（二）肺炭疽

肺炭疽多为原发性，也可继发于皮肤炭疽。肺炭疽可急性起病，表现为寒战、高热、气急、喘鸣、咳嗽、紫绀、血样痰等。肺部仅可闻及散在的细小湿罗音或有胸膜炎体征。肺部体征与病情常不相符。X 射线检查可见纵隔增宽、胸水及肺部炎症。

（三）肠炭疽

肠炭疽表现为急性肠炎型或急腹症型。急性肠炎型潜伏期不足 1 天，与急性胃肠炎症状类似。急腹症型患者全身中毒症状严重，有持续性呕吐及腹泻，排血水样便，腹胀、腹痛，有压痛或呈腹膜炎征象，常因并发败血症和感染性休克而导致死亡。

（四）脑膜炭疽

脑膜炭疽多为继发性，起病急骤，有剧烈头痛、呕吐、昏迷、抽搐、明显脑膜刺激症状，脑脊液多呈血性，细胞数增多。脑膜炭疽病情发展迅猛，常因误诊得不到及时治疗而死亡。

三、接触炭疽杆菌作业人员的职业健康监护

（一）上岗前的职业健康检查

1. 检查对象：拟从事剥牛羊皮、剪打羊毛、挤乳、屠宰病畜、兽医工作等接触牛羊及加工牛羊粗产品的人员。

2. 检查目的：发现职业禁忌证（泛发慢性湿疹、泛发慢性皮炎）。

3. 检查内容：一是症状询问，重点询问皮肤疾病史；二是体格检查，包括内科常规检查、皮肤科常规检查（包括皮肤颜色、有无皮疹、皮疹形态等）；三是实验室和其他检查，必检项目包括血常规、尿常规、心电图、血清 ALT，选检项目包括 X 射线高千伏胸片、肝脾 B 超。

（二）在岗期间职业健康检查（推荐性）

1. 检查对象：从事剥牛、羊皮、剪打羊毛、挤乳、屠宰病畜、兽医工作等接触牛、羊及加工牛、羊粗产品的人员。

2. 检查目的：早期发现职业病（职业性炭疽）、疑似职业病、职业禁忌证（泛发慢性湿疹、泛发慢性皮炎）。

3. 检查内容：同上岗前职业健康检查。

4. 健康检查周期：2 年 1 次

（三）应急职业健康检查

1. 检查对象：近期在职业活动中有密切病畜、病人接触史者

或可疑有接触者。

2. 检查目的：及时发现炭疽病患者，了解疾病流行情况，控制疫情发展。

3. 流行病学调查：调查疾病近期在牲畜和人群中的流行情况，界定密切接触人群进行应急检查。

4. 检查内容：一是症状询问，重点询问皮肤暴露部位有无皮疹，腹胀、腹痛、呕吐、腹泻等急性胃肠炎的症状，发热、胸闷、气急、咳嗽、咳痰、胸痛、呼吸困难等呼吸系统症状；二是体格检查，包括内科常规检查、皮肤科常规检查（特别注意暴露部位皮肤有无丘疹、斑疹、水疱、黑痂等）、神经科常规检查；三是实验室和其他检查，必检项目包括血常规、尿常规、肝功能、肝脾 B 超、X 射线高千伏胸片，选检项目有心电图、血清抗毒性抗体检测（ELISA 法）、荚膜抗体检测〔间接血凝法或固相酶免疫测定法（ELISA 法）〕。

5. 复查对象：出现下列情况之一者，应临床观察并复查。

（1）皮肤暴露部位有丘疹、斑疹、水疱、黑痂者，尤其是皮肤坏死、溃疡、焦痂和周围组织广泛水肿者。

（2）有腹胀、腹痛、呕吐、水样腹泻等急性胃肠炎症状者。

（3）有发热、胸闷、气急、咳嗽、咳痰、胸痛、呼吸困难等呼吸系统症状者。

（4）体格检查肺部闻到细小湿啰音者。

（5）胸部 X 射线片检查提示肺部炎症者。

（6）荚膜抗体检测或血清抗毒性抗体检测结果阳性或可疑阳性者。

6. 复查内容

（1）炭疽细菌学检查：取病灶渗出物或分泌物、痰液、血液、呕吐物、脑脊液等涂片进行显微镜检查或接种培养分离检查。

（2）鉴别试验：可选择下列 1～2 项进行试验。

①串珠试验（琼脂薄片法）镜检发现大而圆相连成串珠状菌群为阳性，用于炭疽芽孢杆菌与其他芽孢杆菌鉴别。

②噬菌体裂解试验 出现嗜菌斑或溶菌带为阳性，用于炭疽芽孢杆菌与其他芽孢杆菌鉴别。

③青霉素抑制试验 在含 5 U 青霉素培养基上生长，在 10 U 和 100 U 青霉素培养基上抑制，为阳性。

四、工人在职业健康检查中的注意事项

（一）体检前一天要注意休息，避免剧烈运动和情绪激动，保证充足睡眠，不要吃对肝、肾功能有损害的药物，以免影响体检结果。

（二）体检前 8 小时应禁食、禁水。

（三）体检者要如实回答体检医生的询问，如实填写职业史和职业病危害接触史。

（四）体检前要洗澡；尿液采集时应留取新鲜尿液，晨尿最好，避免经血、白带、粪便、精液、阴道分泌物及烟灰等异物污染尿液。

（五）静脉抽血后，需按压针头穿刺点 3～5 分钟，防止形成血肿。

（六）心电图检查时要安静平卧，肌肉放松，避免精神紧张造成心率异常；不要在走远路、爬楼、劳动或运动后进行检查；应穿容易穿脱的宽松衣服，女性不要穿着连衣裙，以免给心电图检查带来不便；将手表摘下，手机、钥匙、刀具等取出，防止干扰心电图；测试时不要与医生交流，也不要移动，以免影响检查结果。

（七）做胸部 X 射线检查时，勿穿戴有金属的衣服和饰品；在医生指导下，胸壁紧贴摄影架，双脚自然分开，双臂尽力内旋，充分吸气后屏气状态进行摄影。怀孕期间尽量不要进行 X 射线检查，必须要检查的，要告知医生，做好腹部防护工作。

第十章 接触其他危害物质的职业健康监护

第一节　接触酸雾和酸酐作业
人员的职业健康监护

一、接触机会

酸雾通常是指雾状的酸类物质，一般是挥发性酸或酸溶液受热到一定温度产生，许多具有较强的腐蚀性。

酸雾主要产生于化工、电子、冶金、电镀、纺织、化纤合成、机械制造等行业的用酸过程中，如制酸、酸洗、电镀、电解、酸蓄电池充电等。有的用酸工艺过程中使用的是多种酸的混合物，所以排放出的废气也大多是多种酸雾的混合，常见的有硫酸、硝酸、盐酸等无机酸和甲酸、乙酸、丙酸等有机酸所形成的酸雾。

含氧酸脱水后生成的氧化物或羧酸的分子间和分子内脱水缩合而产生的有机物，都叫作酸酐。SO_3、N_2O_5、P_2O_5 分别是 H_2SO_4、HNO_3、H_3PO_4 的酸酐，通常酸酐跟水化合生成对应的酸。大多数含氧酸的酸酐是非金属氧化物，但也有一些是金属氧化物，例如高锰酸（$HMnO_4$）的酸酐是 Mn_2O_7，重铬酸（$H_2Cr_2O_7$，）

的酸酐是 CrO_3。有机酸的酸酐是有机酸分子间脱水或分子内缩水生成的，例如，乙酸酐是由乙酸分子间脱水而得到的。

酸雾和酸酐可经呼吸道进入人体，皮肤接触可产生刺激腐蚀作用。可腐蚀牙齿。

二、酸雾和酸酐对人体的危害

酸酐遇到湿空气会形成酸雾。酸雾对眼睛、鼻腔、口腔、呼吸道、肺脏都有伤害，表现为眼结膜红肿、羞明、流泪、鼻腔黏膜充血、鼻腔干燥、鼻塞、咽炎、胸闷、气急、咳嗽。短时间大龄接触可发生喉头水肿，支气管炎，细支气管肺炎和肺水肿等，严重者可导致死亡。

皮肤接触引起灼伤，溅入眼中引起结膜炎水肿、角膜混浊以致穿孔。

硫酸酸雾、硝酸酸雾、盐酸酸雾可能导致牙酸蚀病。表现为牙冠有不同程度缺损，牙齿对冷、热、酸、甜等刺激敏感。

三、接触酸雾或酸酐作业的健康监护

（一）上岗前职业健康检查

1. 检查对象：拟录用的从事接触生产性酸雾或酸酐的人员和转岗拟接触人员。

2. 检查目的：发现职业禁忌证（牙酸蚀病、慢性阻塞性肺病、支气管哮喘）。

3. 检查内容：一是症状询问，重点询问口腔及呼吸系统疾病史及相关症状，如有无流涎、牙痛、牙齿松动、口腔溃疡、口酸、牙齿对冷、热、酸、甜或探触等刺激是否发生酸痛感觉，胸闷、气急、咳嗽等；二是体格检查，包括内科常规检查（重点检查呼吸系统）、口腔科检查（重点检查有无口腔黏膜溃疡、蛀牙，尤其应检查暴露在外的牙齿有无受损及受损程度)、眼科常规检查；三是实验室和其他检查，必检项目包括血常规、尿常规、心电图、血清ALT、X射线高千伏胸片、肺功能。

（二）在岗期间职业健康检查

1. 检查对象：所有职业性接触酸雾或酸酐的在岗人员。

2. 检查目的：早期发现职业病（职业性牙酸蚀病、职业性接触性皮炎、职业性哮喘）、疑似职业病、职业禁忌证（慢性阻塞性肺病）。

3. 检查内容：一是症状询问，重点询问口腔有无流涎、牙痛、牙齿松动、口腔溃疡、口酸，牙齿对冷、热、酸、甜或探触等刺激是否有酸痛感觉，有无咳嗽、咯痰、胸闷、胸痛、气喘等呼吸系统症状；二是体格检查，包括内科常规检查（重点检查呼吸系统）、口腔科检查（重点检查有无口腔黏膜溃疡、蛀牙，尤其应检查暴露在外的牙齿有无受损及受损程度，并检查有无牙酸蚀，包括酸蚀牙数、酸蚀程度以及牙位分布）；三是实验室和其他检查，必检项目包括X射线高千伏胸片、肺功能，选检项目有牙齿X射线摄片、牙齿冷热刺激试验或电活力测验。

4. 健康检查周期：2年1次。

（三）应急职业健康检查

1. 检查对象：对于短时间大量接触者或较大量接触者，需要立即进行应急体检，必要时住院观察。

2. 检查目的：及早发现职业病（职业性化学性眼灼伤、职业性皮肤灼伤、职业性急性化学物中毒性呼吸系统疾病）。

3. 检查内容：一是症状询问，重点询问短期内接触较大量酸雾或酸酐的职业史及羞明、流泪、咽痛、胸闷、气急、咳嗽、咳痰、哮喘等眼和呼吸系统症状；二是体格检查，包括内科常规检查（重点检查呼吸系统）、眼科常规检查（重点检查结膜、角膜病变，必要时裂隙灯检查）、鼻及咽部常规检查（必要时咽喉镜检查）、皮肤科检查；三是实验室和其他检查，必检项目包括血常规、尿常规、心电图、X 射线高千伏胸片、血氧饱和度，选检项目有血气分析。

（四）离岗时职业健康检查

1. 检查对象：职业接触酸雾或酸酐的辞职人员、退休人员、内部转岗脱离接触人员。

2. 检查目的：早期发现职业病（职业性牙酸蚀病、职业性接触性皮炎、职业性哮喘）。

3. 检查内容：同在岗期间职业健康检查。

4. 检查时间：一般是脱离岗位前，如最后一次在岗期间的健康检查在离岗前 90 天内，可视为离岗体检。

四、工人在职业健康检查中的注意事项

（一）体检前一天要注意休息，避免剧烈运动和情绪激动，保证充足睡眠，不要吃对肝、肾功能有损害的药物，以免影响体检结果。

（二）体检前 8 小时应禁食、禁水。

（三）体检者要如实回答体检医生的询问，如实填写职业史和职业病危害接触史。

（四）体检前要洗澡；尿液采集时应留取新鲜尿液，晨尿最好，避免经血、白带、粪便、精液、阴道分泌物及烟灰等异物污染尿液。

（五）静脉抽血后，需按压针头穿刺点 3～5 分钟，防止形成血肿。

（六）口腔检查前做好口腔清洁，不要吃有特殊气味的食品。

（七）做胸部 X 射线检查时，勿穿戴有金属的衣服和饰品；在医生指导下，胸壁紧贴摄影架，双脚自然分开，双臂尽力内旋，充

分吸气后屏气状态进行摄影。怀孕期间尽量不要进行 X 射线检查，必须要检查的，要告知医生，做好腹部防护工作。

（八）进行心电图检查要安静平卧，肌肉放松，避免精神紧张造成心率异常；不要在走远路、爬楼、劳动或运动后进行检查；应穿容易穿脱的宽松衣服，女性不要穿着连衣裙，以免给心电图检查带来不便；将手表摘下，手机、钥匙、刀具等取出，防止干扰心电图；测试时不要与医生交流，也不要移动，以免影响检查结果。

第二节　接触致喘物作业人员的职业健康监护

一、接触机会

常见的致喘物质有以下 8 类：

（一）异氰酸酯类：甲苯二异氰酸酯、二苯亚甲基二异氰酸酯、1，6 亚己基二异氰酸酯、萘二异氰酸酯等。

（二）苯酐类：邻苯二甲酸酐、1，2，4 苯三酸酐、四氯苯二酸酐等。

（三）多胺固化剂乙烯二胺、二乙烯三胺、三乙烯四胺等。

（四）铂复合盐。

（五）剑麻。

（六）β-内酰胺类抗生素中的含 6-氨基青霉烷酸结构的青霉素类和含 7-氨基头孢霉烷酸结构的头孢菌素类。

（七）甲醛。

（八）过硫酸盐：过硫酸钾、过硫酸钠、过硫酸铵等。

二、哮喘的临床表现

（一）轻度哮喘

接触致喘物质，经数月或数年潜伏期后，出现胸闷、气短、发作性哮喘，两肺有哮鸣音，可伴有咳嗽、咳痰。脱离有害物质后，症状可以短期内自行缓解；再次接触后，可再发。有的哮喘临床表现不典型，经吸入乙酰甲胆碱或组胺试验，可诱发哮喘样症状。

（二）重度哮喘

在轻度哮喘基础上出现反复哮喘发作，经吸入乙酰甲胆碱或组胺试验，具有明显的气道高反应性表现，伴有肺气肿，并有持久的阻塞性通气功能障碍。

三、接触致喘物作业人员的职业健康监护

（一）上岗前职业健康检查

1. 检查对象：拟录用的从事接触生产性致喘物的人员和转岗拟接触人员。

2. 检查目的：发现职业禁忌证（支气管哮喘、慢性阻塞性肺病、慢性间质性肺病、伴气道高反应的过敏性鼻炎）。

3. 检查内容：一是症状询问，重点询问过敏史、哮喘病史、吸烟史、喘息、气短、咳嗽、咳痰、呼吸困难、喷嚏、流涕等症状；二是体格检查，包括内科常规检查（重点检查呼吸系统）、鼻及咽部常规检查（重点检查有无过敏性鼻炎）；三是实验室和其他检查，必检项目包括血常规、尿常规、心电图、血清 ALT、血嗜酸细胞计数、肺功能、X 射线高千伏胸片，选检项目有过敏史或可疑有过敏体质的受检者可选择的选检项目有肺弥散功能、非特异性支气管激发试验、血清总 IgE。

（二）在岗期间职业健康检查

1. 检查对象：所有职业性接触致喘物的在岗人员。

2. 检查目的：发现职业病（职业性哮喘）、疑似职业病、职业禁忌证（慢性阻塞性肺病、慢性间质性肺病、伴有气道高反应的过敏性鼻炎）。

3.检查内容：一是症状询问，重点询问有无喘鸣、咳嗽、胸闷、气短、喷嚏、流涕、结膜充血等症状；二是体格检查，检查内容同上岗前职业健康检查；三是实验室和其他检查，必检项目包括血常规、心电图、血嗜酸细胞计数、肺功能、X 射线高千伏胸片、选检项目有肺弥散功能、变应原皮肤试验、抗原特异性 IgE 抗体、变应原支气管激发试验。

4.健康检查周期：初次接触致喘物的前两年，半年体检 1 次，2 年后改为 1 年 1 次；在岗期间劳动者新发生过敏性鼻炎，3 个月体检 1 次，连续观察 1 年后改为 1 年 1 次。

（三）离岗时职业健康检查

1.检查对象：职业性接触致喘物的辞职人员、退休人员、内部转岗脱离接触人员。

2.检查目的：早期发现职业病（职业性哮喘）。

3.检查内容：一是症状询问，重点询问喘鸣、咳嗽、胸闷、气短、喷嚏、流涕、结膜充血等症状；二是体格检查，检查内容同上岗前职业健康检查；三是实验室和其他检查，必检项目包括血常规、心电图、血嗜酸细胞计数、肺功能、X 射线高千伏胸片，选检项目有肺弥散功能、变应原皮肤试验、抗原特异性 IgE 抗体、变应原支气管激发试验。

4.检查时间：一般是脱离岗位前，如最后一次在岗期间的健康检查在离岗前 90 天内，可视为离岗体检。

四、工人在职业健康检查中的注意事项

（一）体检前一天要注意休息，避免剧烈运动和情绪激动，保证充足睡眠，不要吃对肝、肾功能有损害的药物，以免影响体检结果。

（二）体检前 8 小时应禁食、禁水。

（三）体检者要如实回答体检医生的询问，如实填写职业史和职业病危害接触史。

（四）体检前要洗澡；尿液采集时应留取新鲜尿液，晨尿最好，避免经血、白带、粪便、精液、阴道分泌物及烟灰等异物污染尿液。

（五）静脉抽血后，需按压针头穿刺点3～5分钟，防止形成血肿。

（六）做胸部X射线检查时，勿穿戴有金属的衣服和饰品；在医生指导下，胸壁紧贴摄影架，双脚自然分开，双臂尽力内旋，充分吸气后屏气状态进行摄影。怀孕期间尽量不要进行X射线检查，必须要检查的，要告知医生，做好腹部防护工作。

（七）进行肺功能检查时，在医生指导下，平静呼吸3～5次后，尽最大努力深吸气到不能再吸气为止，然后以最快的速度、最大的力气把气吹进吹筒，并持续用力4～6秒以上。

（八）进行心电图检查要安静平卧，肌肉放松，避免精神紧张造成心率异常，不要在走远路、爬楼、劳动或运动后进行检查；应穿容易穿脱的宽松衣服，女性不要穿着连衣裙，以免给心电图检查带来不便；将手表摘下，手机、钥匙、刀具等取出，防止干扰心电图；测试时不要与医生交流，也不要移动，以免影响检查结果。